AtV

CHRISTOPHE ANDRÉ, geboren 1956, studierte Medizin und Psychologie und arbeitete nach seiner Promotion als Psychologe und Psychiater in Paris. Er veröffentliche zahlreiche Bücher zu psychologischen Themen.

PATRICK LÉGERON, geboren 1947, ist als Psychiater in Paris tätig und Autor zahlreicher Sachbücher.

Auch wenn man nicht zur Fraktion der notorisch Schüchternen gehört, die Angst vor anderen kennt jeder. Ganz alltägliche Situationen, die schon Tausende vor uns bewältigt haben, werden mitunter zur Tortur. Da sitzt man mit schweißnassen Händen beim Bewerbungsgespräch, erscheint hochroten Kopfes beim ersten Rendezvous oder bringt in der Diskussion mit Kollegen keinen einzigen zusammenhängenden Satz heraus. Der einfache Grund: die Angst zu versagen. Doch was sich bei den meisten als schlichte Nervosität abtun läßt, steigert sich mitunter zur ernsten sozialen Phobie, die in die völlige Isolation führen kann.
Die Autoren Christophe André und Patrick Légeron untersuchen die Gründe für diesen Mangel an Selbstvertrauen und versuchen, Auswege aus unangenehmen Situationen aufzuzeigen. Sie illustrieren ihre unterhaltsame Darstellung mit populären Beispielen aus der Literatur- und Filmgeschichte und zeigen so einmal mehr, daß wir uns mit unseren Ängsten und Macken in bester Gesellschaft befinden: eine Ermutigung zum souveränen Umfang mit sich selbst und seinen Ängsten – humorvoll und fundiert zugleich.

Christophe André
Patrick Légeron

Bammel, Panik, Gänsehaut

Die Angst vor den anderen

Aus dem Französischen
von Ralf Pannowitsch

Aufbau Taschenbuch Verlag

Titel der Originalausgabe

La peur des autres

Die Übersetzung erfolgte mit freundlicher Unterstützung der Maison des Sciences de l'Homme, Paris, und des französischen Ministeriums für Kultur

Für die fachliche Beratung danken Verlag und Übersetzer Herrn Dr. Helge Marstaller

ISBN 3-7466-1747-2

1. Auflage 2001
Aufbau Taschenbuch Verlag GmbH, Berlin

Einbandgestaltung Torsten Lemme unter Verwendung einer Illustration von Bernd Streiter, Flying Walker Perleberg
Druck Elsnerdruck GmbH, Berlin
Printed in Germany

www.aufbau-taschenbuch.de

All jenen gewidmet, die eines Tages ihre Angst überwunden haben, um mit uns über ihre Angst vor den anderen zu sprechen.

Einführung

Jetzt würde er gleich an der Reihe sein. Er fühlte sein Herz schneller und schneller schlagen. Seine Hände waren feucht und hinterließen Schweißränder auf dem Furnier des Versammlungstischs. Ob die Nachbarn seine Unruhe bemerkt hatten? Ja, sein Gegenüber beobachtete ihn und hatte eben auffällig den Blick woandershin gerichtet. Was er wohl denken mochte? In ein paar Minuten würde er dran sein. Seine Gedanken, vor wenigen Stunden noch so klar, waren jetzt konfus und verworren. Welchen Eindruck würde er hinterlassen, wenn es ihm nicht gelänge, sich auszudrücken, ohne in Verwirrung zu geraten und sich zu verhaspeln? Die Kehle war ihm wie zugeschnürt, der Mund trocknete immer mehr aus. Und natürlich hatte keiner daran gedacht, Mineralwasser in den Sitzungssaal zu stellen. Aber wenn er so unvorsichtig gewesen wäre, nach etwas zu greifen, hätten die anderen auch zwangsläufig das Zittern seiner Hände bemerkt. Im übrigen hatten alle bestimmt längst mitbekommen, daß er sich unbehaglich fühlte! ›Es ist absurd, daß ich mich in solche Zustände hochschaukle, man wird mich ja schließlich nicht fressen. Ich soll doch nur meinen Jahresbericht vorstellen. Mir kann überhaupt nichts passieren, verdammt noch mal!‹ Sein Magen drückte, und als der Tischnachbar rechts von ihm nieste, fuhr er erschrocken auf. Einige blickten zu ihm hin, und er versuchte ein Lächeln, um eine gewisse Haltung zu wahren. »Dubois, Sie sind dran«, dröhnte der Firmenchef. Er erhob sich mit schlotternden Knien. Das mußte mit einer Katastrophe enden …

Fast jeder hat irgendwann einmal Situationen dieser Art erlebt. Jeder hat irgendwann Furcht gehabt, als er in der Öffentlichkeit das Wort ergreifen sollte, eine beeindruckende

Persönlichkeit treffen mußte, jemandem seine Liebe erklären oder auch nur ganz prosaisch geliehenes Geld zurückfordern wollte. Unter all unseren Ängsten ist die Angst vor unseresgleichen zweifellos am verbreitetsten.[1] Sie tritt hervor, wenn wir dem Blick und womöglich dem Urteil einer anderen Person ausgesetzt sind oder dem einer Gruppe, was die Lage noch verschlimmert. Diese Angst nimmt vielfältige Formen an; man verspürt sie in ganz banalen sozialen Situationen, etwa wenn man vor einer Gruppe spricht, an der dichtbesetzten Terrasse eines Cafés vorbeigeht oder den Kellner rufen muß, um das Essen zu beanstanden.

Diese Angst vor den anderen bezeichnen Ärzte und Psychologen als soziale Angst. Sie kann mitunter komplizierte Formen annehmen, die besonders peinigend sind und das Pathologische streifen. Dies ist bei sozialen Phobien der Fall. Die davon betroffenen Personen verspüren eine panische Angst vor Situationen, die anderen harmlos scheinen mögen. So können es manche Menschen nicht ertragen, beim Essen beobachtet zu werden. Sie ziehen es dann vor, den Mahlzeiten fernzubleiben. Eine ernstzunehmende Komplikation ist auch die sogenannte »vermeidend-selbstunsichere Persönlichkeitsstörung«: diese Individuen fürchten fast ohne Unterlaß, von den anderen negativ bewertet zu werden. Das bringt sie dazu, die Flucht zu ergreifen, sich von der Außenwelt abzukapseln und soziale Kontakte zu vermeiden.

Andere Formen von sozialer Angst fallen hingegen in den Bereich der einfachen alltäglichen Verlegenheit, so der allbekannte Bammel oder auch die Schüchternheit. Wo aber liegt die Grenze zum Krankhaften? Und sind diese Formen wirklich so harmlos? Man könnte das bezweifeln, denn wenn es darum geht, im Berufs- oder im Liebesleben seine Interessen zu verfechten, kann man sich leicht in einer schwierigen Lage wiederfinden. Dann ist es möglich, daß eine Fehlfunktion, so belanglos sie auch scheinen mag, tiefgreifende Mißstimmungen auslöst. Zahlreiche deprimierte und alkoholkranke Menschen leiden nämlich im Grunde an sozialen Ängsten.[2] Viele »verpfuschte« Lebensläufe haben einen Mangel an Ungezwungenheit und Effizienz in den Beziehungen mit den Mitmenschen zur Ursache.

Alle diese Fälle verlaufen nach dem gleichen Grundmuster: Man fürchtet eine soziale Situation (oder manchmal mehrere); wird man mit ihr konfrontiert, löst das ein Gefühl von Beklemmung und Unbehagen aus, welches sich bis zu Angst und sogar Panik steigern kann; diese Unannehmlichkeiten sind markant genug, um auf das Verhalten durchzuschlagen, zum Beispiel, indem man die gefürchtete Situation künftig umschifft; man verliert an Selbstwertgefühl, und man schämt sich.

Warum empfinden wir aber eine solche Angst vor den anderen? Die Mechanismen, die dies steuern, sind aus mancherlei Gründen spannend zu untersuchen. Genetische Faktoren, biologische Prozesse, Erziehungsstile, kultureller Druck oder Elemente der individuellen Biographie – all das scheint bei der Genese von sozialer Angst eine Rolle zu spielen. Die Beziehungen zwischen diesen Faktoren und ihr jeweiliger Anteil sind noch nicht eindeutig geklärt, aber dank zahlreicher gegenwärtig betriebener Forschungen werden wir bald mehr wissen. Bei der Untersuchung der Symptome von sozialer Angst hat sich bereits herausgestellt, daß sie oft mit einer Bewertung durch andere Menschen einhergeht und immer dann hervortritt, wenn wir einen vorteilhaften Eindruck hinterlassen möchten, es aber nicht zu schaffen meinen.[3] Sie ist also sehr eng verbunden mit dem Blick, den die anderen auf uns richten, und hat ihren Platz letztendlich im Wesen der menschlichen Natur und im Zentrum unserer Beziehungen zu den Mitmenschen.[4]

Kann man sich bei alledem vorstellen, daß die sozialen Ängste eines Tages verschwunden sein werden? Kann man sich ausmalen, daß der Blick des anderen eines Tages nicht mehr mit Kritik aufgeladen sein könnte? Dazu wäre es notwendig, daß die sozialen Beziehungen einen größeren Spielraum für Ehrlichkeit und Offenheit zuließen, aber auch einem jeden gestatteten, sich selbst freier auszudrücken. Das ist vielleicht eine Chimäre, ein frommer Wunsch. Einstweilen bemerken wir jedenfalls, daß soziale Angst nicht nur Verlegenheit und manchmal sogar richtiggehendes Leiden bei den Individuen auslöst, sondern daß sie auch das Funktionieren der Gesellschaft in ihrer Gesamtheit belastet und für die menschlichen Beziehungen auf allen Ebenen wie eine Fessel wirkt.

Dennoch ist Abhilfe möglich. Die Verhaltens- und Kognitionspsychologie verfügt über ein sehr wirkungsvolles und experimentell überprüftes Handwerkszeug, welches sowohl zur Verhütung als auch zur Behandlung der mit sozialer Angst verbundenen Schwierigkeiten eingesetzt werden kann. Bei Formen, die das Leben der Betroffenen besonders beeinträchtigen, haben sich zudem verschiedene Medikamente als effizient erwiesen.

Dieses Buch hat es sich zum Ziel gesetzt, nicht nur die Welt unserer sozialen Ängste zu erkunden, nicht nur ihre Ursachen und grundlegenden Mechanismen zu erklären, sondern auch aufzuzeigen, welche Wege man beschreiten soll, um sich von diesen Ängsten freizumachen. Anders gesagt: es möchte jedem helfen, besser zu leben und *mit* den anderen besser er selbst zu sein.*

* Im Anhang finden Sie einen Fragebogen, mit dem Sie sich über Ihre potentielle Angst vor den anderen besser klarwerden können. Greifen Sie also zum Stift!

Erster Teil

Unsere Ängste und ihre Symptome

Kapitel I

Menschen und Situationen

»Wenn auch nicht jeder starb – getroffen waren alle.«

Jean de La Fontaine

Étienne (56), leitender Angestellter in einem Großunternehmen, berichtet:

Ich habe einen Abscheu davor, im Mittelpunkt des Interesses zu stehen und die Blicke der anderen auf mich zu ziehen. Das typische Beispiel solch einer qualvollen Situation ist für mich das folgende: Ich komme verspätet an einen Ort, wo alle anderen schon herumsitzen, und man beobachtet mich beim Eintreten und Platznehmen. In einem Flugzeug beispielsweise – all diese Sitzreihen mit Dutzenden von Köpfen, die über die Lehnen ragen, und all die Augenpaare, die mich anstarren, mich beobachten, mich genau unter die Lupe nehmen; und dann die Stewardessen oder Stewards, die vom anderen Ende des Gangs zu mir hinüberschauen, während ich mir auf linkische Art und im Seitwärtsgang mit meiner Tasche den Weg durch die Reihen bahne. Wenn möglich, bin ich lieber unter den ersten, die sich im Kino, im Theater, zur Dienstversammlung oder zur abendlichen Einladung einfinden … Als Student konnte ich es nicht ertragen, im Hörsaal ganz vorn zu sitzen, vor all den anderen: Ich hatte das Gefühl, Hunderte von Blicken würden mir auf den Nacken drücken …

Virginie (26), Sekretärin:

Schüchtern bin ich nicht – glaube ich jedenfalls. Aber manchmal fühle ich mich auf komische Weise verklemmt. Jedes Mal, wenn ich über Geld reden muß, bin ich ziemlich angespannt, und mir ist nicht wohl zumute. Ich denke schon drei Tage vorher daran, und wenn dann der Augenblick gekommen ist, habe ich eine Art Kloß im Hals und bin innerlich nervös; für mich ist das eine Streßsituation. Also lasse ich die Dinge meistens laufen. Geliehenes Geld zurückverlangen, eine Gehaltserhöhung fordern – dazu bin ich gar nicht imstande ... Am Anfang hat mich das sehr geärgert, ich hielt es für eine Charakterschwäche, aber schließlich habe ich mich damit abgefunden. Ich bin nicht gerade stolz darauf, aber es ist nun mal so. Mein Gefühl sagt mir, daß ich mich niemals ändern werde ...

Claudine (42), Hausfrau und Mutter:

Meine Kinder werden langsam groß, ich habe jetzt mehr Zeit für meine eigenen Angelegenheiten. Ich würde gern Theater spielen, mich politisch engagieren ... Aber ich glaube, ganz allein werde ich es nie dahin bringen: ich konnte noch nie vor einer Gruppe sprechen. In der Schule war ich wie gelähmt, wenn ich an die Tafel gerufen wurde, und kein Lehrer konnte mir dort ein Wort entlocken; mein Studium ging schief, weil meine mündlichen Prüfungen katastrophal waren. Selbst wenn ich mit Beruhigungsmitteln vollgestopft war, konnte ich nicht das kleinste Wörtchen herausbringen. Ich habe mich schon immer leidenschaftlich für Politik interessiert, aber auf den Versammlungen, inmitten der Anhänger meiner Partei, habe ich nie das Wort zu ergreifen gewagt. Forderte man mich dazu auf, war das Resultat jämmerlich: ich stammelte mit tonloser Stimme ein paar verworrene Sätze. Ich konnte es kaum erwarten, mich wieder hinsetzen zu dürfen, und hinterher traute ich mich nicht, den Leuten ins Gesicht zu sehen, weil ich ihre mitleidvollen Blicke ahnte ...

Stéphane (18), Gymnasiast kurz vor dem Abitur:

Mit mir und den Mädchen ist es ganz schrecklich. Die ersten Jahre konnte ich es noch verbergen. Man blieb ja immer in der Gruppe mit den Kumpels und den Freundinnen. Ich richtete es so ein, daß ich niemals allein mit einem Mädchen dastand. Aber seit dem letzten Jahr ist es schwierig geworden. Die anderen Jungs laden die Mädchen nach der Schule oft zu einem Rendezvous ins Café ein. Ich kriege das nicht hin. Ich beobachte die anderen, wie sie ganz selbstsicher um die Mädchen herum tänzeln ... Wenn mich ein

Mädchen anspricht, und es dreht sich um den Unterricht, dann geht das noch. Ich kann das Gespräch einigermaßen in Gang halten. Aber wenn eine anfängt, von anderen Dingen zu reden, über Filme oder über Musik, dann packt mich Panik. Ich habe das Gefühl, daß jetzt die »Anbaggerphase« beginnt und ich voll auf der Höhe sein muß. Ich spüre genau, daß ich ungeschickt werde wie ein kleiner Junge, und ich denke nur noch an eins: sie darf es nicht merken, sie darf nicht glauben, daß ich Probleme hätte oder daß ich kein richtiger Mann bin.

Soziale Situationen, die uns durcheinanderbringen

Viele soziale Situationen können in uns ein Gefühl von Beklemmung, Unbehagen oder Verlegenheit auslösen. Es scheint sogar, als würde die Mehrheit der Bevölkerung in manchen genau umgrenzten sozialen Kontexten häufig Furcht empfinden. So haben anläßlich einer Umfrage[5] zu den »Ängsten der Franzosen« ungefähr 51 Prozent der angesprochenen Personen die Angst vor dem Angestarrtwerden oder dem öffentlichen Reden erwähnt. Es handelt sich wahrscheinlich um eine der drei verbreitetsten Ängste – gemeinsam mit der Angst vor Schlangen und der Angst vor Abgründen! Zahlreiche wissenschaftliche Arbeiten bestätigen, daß die Furcht, vor einer Gruppe zu reden, egal in welcher Versuchsgruppe von »normalen« Erwachsenen (das heißt solchen, die keine besonderen psychischen Störungen aufweisen), zu den häufigsten Ängsten gehört.

Aber auch viele andere soziale Situationen können einen verwirrenden oder sogar beängstigenden Charakter annehmen. Obgleich diskreter und banaler, sind sie doch ebenso störend, weil sie im Alltag häufiger auftreten. Bestimmte Begegnungen, Unternehmungen und Umstände, die im Tagesablauf eines in Gesellschaft lebenden menschlichen Wesens unvermeidlich auftauchen, erweisen sich so je nach Person und besonderem Moment als destabilisierend. Und das in den meisten Fällen ohne klar ersichtlichen Grund, ohne daß eine offenkundige Bedrohung oder irgendeine Gefahr vorläge! Was hat unser leitender Angestellter zu befürchten, wenn er von den übrigen Fluggästen beobachtet wird; was unsere Hausfrau, wenn sie vor ihren Parteifreunden spricht? Der absurde und irrationale Charakter dieser Momente von sozialer Angst macht sie für die Betroffenen besonders ärgerlich. »Ich frage mich immer, warum ich mich in solche Zustände hineinsteigere. Und seit ich mir diese Frage stelle, habe ich noch nie eine Antwort gefunden ...« – so ergeht es den meisten, die an dieser Art von Unbehagen leiden.

Eine alte Geschichte

Im siebten Gesang der *Odyssee* fühlt sich Odysseus, ehe er König Alkinoos treffen wird, für einen Moment eingeschüchtert: »Er hielt einen Augenblick inne: welche Verwirrung in seinem Herzen vor der bronzenen Schwelle!« Das ist genau die Art von Emotion, welche wir empfinden könnten, bevor wir das erste Mal von einer hochgestellten Persönlichkeit empfangen werden, sei es ein König, Präsident, Minister oder auch nur ein Vorstandsvorsitzender, ein Direktor, einfacher Chef oder Abteilungsleiter ... Jedes Individuum also, das in unseren Augen mit ein bißchen Macht oder Prestige ausgestattet ist! Das heißt auch, daß nicht nur die Schüchternen und die sensiblen Seelen soziale Angst empfinden, wo doch selbst ein so unerschrockener Krieger und waghalsiger Forschungsreisender wie Odysseus ihr in die Fänge geraten kann! An Beispielen aus der Literatur, die ein Gefühl von Lampenfieber oder Augenblicke des Eingeschüchtertseins beschreiben, mangelt es seit Homers Zeiten nicht.

In seinen *Bekenntnissen* erzählt Rousseau zum Beispiel, wie er sich davor fürchtete, ein Geschäft zu betreten: »Während meiner Lehrjahre und auch danach bin ich unzählige Male in der Absicht, irgendeine Süßigkeit zu kaufen, aus dem Haus gegangen. Ich nähere mich einer Patisserie, ich erblicke Frauen am Ladentisch; ich glaube schon zu hören, wie sie lachen und sich über das kleine Schleckermaul mokieren. Ich gehe an einer Obsthandlung vorüber, wo mir schöne Birnen ins Auge fallen; ihr Duft ist verführerisch; zwei oder drei junge Leute, die dort herumstehen, schauen auf mich; ein Mann, der mich kennt, steht vor seinem Laden; ich sehe von weitem eine junge Frau näher kommen – ist es nicht die Dienerin des Hauses? Mein schlechtes Augenlicht gaukelt mir tausend Täuschungen vor. Ich halte alle Leute, die an mir vorübergehen, für Bekannte; überall werde ich eingeschüchtert und durch ein Hindernis zurückgehalten; mit meiner Scham wächst auch mein Verlangen, und endlich kehre ich wie ein Trottel heim, völlig aufgerieben von meinen Gelüsten, die zu stillen ich genügend Geld in der Tasche gehabt hatte, und habe doch nichts zu kaufen gewagt.«

Baudelaire berichtet folgendes über einen Bekannten: »Einer meiner Freunde war derart schüchtern, daß er selbst vor dem Blick eines Mannes die Augen niederschlug, so schüchtern, daß er seine ganze armselige Willenskraft zusammenraffen mußte, um ein Café zu betreten oder durch das Portal eines Theaters zu gehen, wo ihm die Einlasser mit der Majestät eines Minos, Äakus und Rhadamantes ausgestattet zu sein schienen ...«

Nach und nach interessierten sich auch Mediziner für Phänomene wie dieses. Ein großer französischer Psychiater vom Beginn unseres Jahrhunderts, Pierre Janet, dessen Ruhm ungerechterweise durch Freud überstrahlt wurde, beschrieb 1909 als erster die »Phobien in gesellschaftlichen Situationen«: »Der grundlegende Wesenszug, welcher sich bei diesen erschreckenden Phänomenen stets wiederfinden läßt, ist die Tatsache, vor anderen Menschen zu stehen, sich in der Öffentlichkeit zu befinden, öffentlich handeln zu müssen. Daher könnte man eine große Gruppe zusammenstellen, welche die so verbreiteten Ehephobien umfaßt, die Phobien in bestimmten gesellschaftlichen Situationen, etwa die des Lehrers, des Vortragenden, die Angst vor den Dienern, das Grausen vor dem Concierge etc. All diese Phobien sind bestimmt durch die Wahrnehmung einer gesellschaftlichen Situation und durch die Gefühle, welche dieser Wahrnehmung entspringen.«[6]

Heute bemühen sich Ärzte und Forscher, auf präzise

Weise zu erklären, wie es geschehen kann, daß wir uns in gewissen sozialen Situationen plötzlich verlegen und unwohl, ja manchmal völlig blockiert fühlen, selbst wenn wir eigentlich nicht schüchtern sind.

Um welche Situationen handelt es sich?

Um soziale Angst zu empfinden, muß man mindestens zu zweit sein! Robinson Crusoe auf seiner Insel hat diese quälende Emotion nie kennengelernt – zumindest nicht, bis Freitag auftauchte. Doch sobald wir ein Gegenüber oder mehrere davon haben, ist alles Notwendige beisammen, um solch eine Angst auszulösen, und dies kann praktisch in allen sozialen Situationen geschehen. Einige von ihnen treten jedoch besonders häufig auf.

So sind der Blick einer Gruppe und alle Begegnungen, besonders mit unbekannten oder ehrfurchtgebietenden Personen, beim ersten Hinschauen die wichtigsten Quellen sozialer Angst. Eine feinere Analyse der angsterzeugenden Umstände erlaubt uns jedoch, vier Gruppen von Situationen zu unterscheiden, welche die von sozialer Phobie, also sehr heftiger sozialer Angst, betroffenen Personen am meisten fürchten.[7] Die nachstehende Tabelle faßt ihre wichtigsten Merkmale zusammen.

Die Leistungsangst

Bei Dienstbesprechungen habe ich oft als allererster den rettenden Einfall, aber ich wage nicht, ihn auszusprechen: der Blick und das Urteil der anderen lähmen mich. Das Szenario ist immer das gleiche: mir kommt die Idee in den Kopf, ich nehme mir vor, das Wort zu ergreifen – und dann geht alles schief: mein Herz pocht immer schneller, meine Gedanken verheddern sich … So habe ich mir angewöhnt, systematisch zu warten, bis ein anderer diese Idee vorbringt und dafür Komplimente einheimst …

Typ der sozialen Situation	*Beispiele*	*Vermutete Anforderungen*	*Mechanismus*
Situationen, in denen man unter dem Blick der anderen eine Leistung erbringen oder eine Vorstellung liefern muß	Öffentlich etwas vortragen, auf Versammlungen das Wort ergreifen; Einstellungsgespräche, mündliche Prüfungen	Kompetent sein (oder kompetent wirken!)	Angst vor Versagen
Kontakt- und Austauschsituationen, informelle Diskussionen	Bekanntschaften machen; jemandem, den wir mögen, unsere Gefühle zeigen; mit den Nachbarn schwatzen	Von sich selbst sprechen, etwas Interessantes sagen müssen	Angst vor Nähe
Situationen, in denen man sich behaupten muß	Um Hilfe bitten; Kritik äußern; das uns Zustehende einfordern; Nichteinverständnis zeigen	Seinen Standpunkt darlegen, seine Interessen verteidigen	Angst vor den Reaktionen der anderen
Situationen, in denen man bei alltäglichen Verrichtungen beobachtet wird	Gehen; Auto fahren; unter dem Blick eines anderen arbeiten	Natürlich und ungezwungen sein (oder so aussehen)	Angst vor dem Blick der anderen

Solche Situationen werden von der Mehrheit wohl am meisten gefürchtet. Sie sind durch folgende Merkmale gekennzeichnet: das Individuum hat eine Botschaft zu überbringen oder eine Aufgabe zu erfüllen, wobei eine Person bzw. eine Gruppe anwesend ist, die diese Botschaft vernehmen oder die Leistung beobachten soll. Während es sich seiner Botschaft entledigt, steht das Individuum im Brennpunkt der Aufmerksamkeit seiner Zuhörer. Diese sind befugt, die Qualität der Leistung zu bewerten, und zwar sowohl ihren Gehalt als auch ihre Gestalt, das heißt, nicht nur die Schlüssigkeit des Vorgetragenen, sondern auch die Fähigkeit des Individuums, es klar und ohne emotionales Durcheinander vorzubringen. So verhält es sich vor allem, wenn man vor einer Gruppe das Wort ergreifen soll, aber auch formelle Gespräche unter vier Augen können streßauslösend sein. In diesem Fall gibt es zwar kein richtiges »Publikum«, aber einen Gesprächspartner, der zum Überprüfen und Beurteilen berechtigt ist. Das ist zum Beispiel der Fall bei mündlichen Prüfungen und Vorstellungsgesprächen.

Hier lag auch das Problem für Émile, einen brillanten Physiker. Er hatte die allergrößte Mühe, eine Anstellung zu finden. Bei jedem Vorstellungsgespräch kamen ihm systematisch alle seine Fähigkeiten abhanden, so daß er nicht gerade überzeugend wirkte. Wie sollte dieser hochrote und stotternde Mann, der sich in verworrenen Gedankengängen und Bandwurmsätzen verstrickte, ein Team von Forschern und Studenten leiten?

Man könnte diese Situationen auch nach dem Grad ihrer Interaktivität klassifizieren: Gibt es, nachdem die Person vor einem schweigenden Beobachter oder einer Gruppe gesprochen bzw. agiert hat, hinterher noch eine Phase des Nachfragens, der Reflexionen und Bemerkungen? Manchen Menschen ist besonders vor interaktiven Situationen (wie Vorstellungsgesprächen, Debatten, Sitzungen, Rundtischdiskussionen usw.) bange, weil sie kritische, aggressive und destabilisierende Bemerkungen fürchten. Anderen ist eher in nicht interaktiven Situationen unwohl zumute (bei Vorträgen, Vorlesungen, der Lektüre oder Rezitation von Texten, dem Interpretieren einer Partitur usw.), denn es fällt ihnen schwer, allein vor einer schweigenden Masse zu stehen, die ihre Reaktionen nicht deutlich zu erkennen gibt.

Die *Furcht vor öffentlichem Sprechen* hat schon vielen ein gutes Auskommen beschert: es wimmelt von Büchern, Methoden, Praktika und Seminaren, die unfehlbare Techniken zur Meisterung dieser Angst anpreisen. Vielgestaltig sind aber auch die Situationen, die eine solche Furcht auslösen: Mal muß man im Berufsleben das Wort ergreifen, etwa auf Sitzungen einen Ratschlag geben oder vor Kollegen bzw. Kunden einen Vortrag halten. Mal passiert es im Vereinsleben, wenn man sich z.B. auf einer Wohnungseigentümerversammlung einschalten oder vor den Mitstreitern einer Bürgerinitiative sprechen muß, ein andermal im Freundeskreis, wenn man plötzlich eine kleine Ansprache oder einen Trinkspruch beisteuern soll. Andere müssen Unterrichtsstunden abhalten, ihre Dissertation verteidigen oder bei »informellen« Zusammenkünften, etwa am Firmen- oder Fakultäts-Kaffeeautomaten, unter dem Blick der Gruppe ihre persönliche Meinung äußern ...

Die Befähigung, vor seinesgleichen das Wort an sich zu reißen, um seine Ideen und Überzeugungen kundzutun, zählt zu den Merkmalen eines Machtmenschen. Vor kurzem noch wurde Rhetorik, die Kunst des Überzeugens, an den Universitäten gelehrt. Es ist paradox, daß diese Kunst des Wortergreifens und der Überredung ausgerechnet in unserer Epoche intensivster Kommunikation jenen Leuten vorbehalten bleibt, die sich einen Kommunikationsberater leisten können ... Die Schwierigkeit, aus der passiven Herde der Besucher oder Zuschauer herauszutreten, um selbst zum Handelnden zu werden, hat Éric, ein Student, gut beschrieben: »Wenn ich in einer Gruppe das Wort ergreife, ist es so, als würde ich ohne Sicherheitsnetz ins Leere springen. Alle Blicke richten sich auf mich, aber wenn ich abstürze, wird mich niemand bemitleiden, besonders die nicht, die sich die ganze Zeit still an ihre Äste geklammert haben ...«

Den Bammel der Studenten im Augenblick des mündlichen Examens und jenen der Fahrerlaubnisanwärter am Tag der praktischen Prüfung kann man ebenfalls der oben beschriebenen Gruppe angsterzeugender Situationen zurechnen. Wie viele Kandidaten sind schon durchgerauscht, obwohl ihre Kompetenzen ausreichend gewesen wären – allein weil sie sich derart gelähmt fühlten, daß alle ihre Fähigkeiten wie weggeblasen waren.

Aber die Angst sitzt nicht immer nur auf der Seite der Lernenden. Wie viele Lehrkräfte fürchten sich nicht davor, eine Unterrichtsstunde geben zu müssen? Hinter einer besonders strengen Haltung versteckt sich recht oft die Angst, eine Klasse nicht in den Griff zu bekommen. So kam ein junger Lehrer wegen seiner Alkoholprobleme zu uns. Nach einigen Sitzungen stellte sich heraus, daß seine Neigung zum Trinken aus der Furcht vor den Schülern in schwierigen Vorstadtklassen erwachsen war und aus der Angst vor deren Eltern, die nicht immer freundlich und liebenswürdig auftraten. Er fühlte sich weniger schlecht, wenn er etwas getrunken hatte. Vorbedingung für die Heilung seiner Alkoholabhängigkeit war die Behandlung seiner sozialen Angst.

Antoine, ein anderer Patient, der an einem Gymnasium unterrichtete, durchlebte auf Notenkonferenzen eine wahre Hölle. Während es ihm nichts ausmachte, mit seinen Kollegen zwischen Tür und Angel Informationen über die Schüler auszutauschen, fühlte er sich völlig gelähmt, sollte er dieselben Auskünfte geben, wenn sich Direktor und vereinte Lehrerschaft feierlich um einen großen Tisch versammelt hatten.

Die soziale Angst treibt einen dazu, immer schön in der Riege zu bleiben. Wie viele Schüler, die mündlich schlecht mitgearbeitet haben, begnügen sich für den Rest ihrer Tage mit der Rolle als passive Beobachter der Ereignisse, mit denen sie konfrontiert werden! Für die von sozialer Angst Betroffenen ist der Weg nach oben scheinbar übersät mit Hindernissen, und sie müssen extrem kompetent sein, um trotz allem an der Spitze der Pyramide anzulangen. Auf einen Pierre Suard, Vorstandschef von Alcatel und ein großer Schüchterner vor dem Herrn[8], kommen jede Menge extravertierte Medienstars. Und Philippe Pinel, der Begründer der modernen Psychiatrie, der es durchsetzte, daß Geisteskranke nicht mehr angekettet wurden, und der gegen ihre Internierung in Gefängnissen kämpfte, hätte durch seine natürliche Schüchternheit und ein ziemlich hinderliches Stottern beinahe seine Karriere verspielt.

Bei Personen, deren Beruf öffentliche Auftritte mit sich bringt, ist die soziale Angst besonders gut erforscht. Auch in die Welt der Schauspieler und Musiker greift sie tief hinein. Hier kann man von *Angst vor der künstlerischen Darbietung* sprechen.

Jeder kennt die Anekdote über Sarah Bernhardt, die einmal einer jungen Schauspielerin, welche sich rühmte, niemals Lampenfieber verspürt zu haben, entgegnete: »Das wird bei Ihnen auch kommen, zusammen mit dem Talent.« Zahlreiche Schauspieler empfinden eine unkontrollierbare Furcht, bevor sie die Bühne betreten. Und der große Cellist Pablo Casals erklärte: »Nervosität und Lampenfieber haben mich während meiner ganzen Laufbahn nie verlassen.« Carly Simon, eine amerikanische Sängerin, mußte ihre Karriere für beinahe sechs Jahre unterbrechen: »Beim ersten Konzert habe ich nach zwei Liedern immer noch starkes Herzklopfen verspürt. Ich dachte wirklich, daß ich vor dem Publikum zusammenbrechen würde ... Vor der zweiten Vorstellung bin ich ohnmächtig geworden, während mich zehntausend Leute im Saal erwarteten. Je größer das Publikum war, desto überzeugter war ich, daß ich es nicht schaffen würde.«

Die *Angst vor der sportlichen Darbietung* ist nicht weniger verbreitet. Bei den Olympischen Spielen 1992 in Barcelona kotzte sich Marie-Josée Perec wie vor jeder großen Bewährungsprobe die Seele aus dem Leib, ehe sie den Sieg im 400-m-Finale holte. Ganz wie andere Menschen sind auch Sportler sozialer Angst ausgeliefert. Nicht nur sie übrigens, denn Schiedsrichter haben genauso darunter zu leiden. Robert Wurtz, ein international eingesetzter Fußballschiedsrichter, gestand einmal: »Vor gewissen Spielen ist es schon vorgekommen, daß ich einen kräftigen Schluck Kognak nahm oder zwei Stück Zucker darin tränkte und zerkaute, einfach weil ich Angst vor den Spielern hatte und fürchtete, nicht auf der Höhe zu sein.« Gerade im Sport findet die sogenannte Leistungsangst ihre klarste und spektakulärste Ausprägung. Diese Angst, die ein Individuum jedesmal beutelt, wenn es gilt, sich dem Urteil des Publikums zu stellen und eine explizite oder implizite Leistung zu erbringen, ist aber nicht daran gekoppelt, daß die Situation etwas objektiv Beunruhigendes an sich haben muß. Die Welt des Sports liefert uns dafür ein gutes Beispiel. Das Lampenfieber des Sprinters vor dem Startschuß zum olympischen 100-m-Finale ist verständlich: der Blick von achtzigtausend Leuten im Stadion und Millionen Fernsehzuschauern liegt natürlich wie eine Last auf dem Sportler. Viel subjektiver ist hingegen der Bammel des Hobby-Tennisspielers, der ihm beim Turnier seines Klubs einen lahmen Arm und bleierne Beine beschert: hier gibt es keine fieberhaft gespannten Zuschauer, es steht nichts Besonderes auf dem Spiel, ein Mißerfolg hätte keine negativen Auswirkungen auf die Karriere ... Trotzdem bewirkt die Angst vor der Niederlage oder dem Sieg, daß er hundsmiserabel spielt. Kein Wunder, daß sich diverse Gurus und Berater, von denen Hochleistungssportler ständig umschwärmt sind, großer Nachfrage erfreuen.

Kontakt- und Austauschsituationen

Sosehr wir die Angst vor einem Auftritt unter dem Blick der anderen nachvollziehen können, um so erstaunlicher ist doch eine andere Form von Angst, die wir jetzt schildern möchten. Sie taucht auf in interaktiven Situationen, in denen ein Dialog oder ein Austausch notwendig sind. Hier geht es nicht darum, eine bestimmte Leistung zu erbringen, und jeder sollte eigentlich angehalten sein, eine aktive Haltung einzunehmen. An Beispielen für solche Situationen mangelt es nicht: Man soll die Unterhaltung mit einer unbekannten Person in Gang bringen (etwa mit dem Sitznachbarn im Flugzeug oder jemandem, mit dem man in einem dicht besetzten Restaurant den Tisch teilen muß), man wird jemandem vorgestellt und muß dann mit ihm Konversation betreiben (während eines Essens bei Freunden oder auf einem Empfang), man müßte einen Flirt beginnen, man schwatzt mit dem Nachbarn im Treppenhaus oder dem Händler von nebenan über alles und nichts usw. Dabei tauscht man entweder banale Informationen aus (mit Ladenbesitzern, Nachbarn und Unbekannten, wenn es darum geht, ein Gespräch zu beginnen oder einfach, sich auf eine Unterhaltung einzulassen, indem man auf die Fragen oder Kommentare des Gesprächspartners etwas entgegnet), oder aber man gibt persönlichere Auskünfte (wenn man Leute wiedersieht, die man schon kennt, wenn man von sich selbst reden soll etc.), wenn nicht sogar ganz intime (man spricht seine Gefühle aus oder offenbart sich einem geliebten Menschen ...). Manche Personen fühlen sich nur in Situationen aus einer der beiden Gruppen sehr unbehaglich.

Rémi (46) ist Direktor eines großen Verbrauchermarkts. Er hat die allergrößte Mühe, mit seinem Personal zu kommunizieren:

Wenn ich erst einmal guten Tag gesagt habe, weiß ich nicht recht, was ich noch hinterherschicken soll. Haben wir über die Arbeit zu reden, ist es gar kein Problem, aber wenn nicht, weiß ich nie, womit ich anfangen soll und worüber man sprechen könnte. Ich möchte nicht über solche Banalitäten reden wie übers Wetter oder den Film vom Vorabend ... Diese Augenblicke mag ich überhaupt nicht, und ich versuche, sie so gut wie möglich zu umschiffen. Ich glaube, meine Beschäftigten haben das schon bemerkt, und viele von ihnen halten es sicher für Geringschätzung. Das ist es ganz und gar nicht – aber wie soll ich es ihnen klarmachen?

Edith, die als Informatikerin arbeitet, hat uns ausgezeichnet geschildert, wie sehr sie Gespräche, die sich in die Länge zogen, fürchtete:

Zunächst läuft alles glatt. Wenn ich auf dem Flur einen Kollegen treffe, wechseln wir ein paar Worte. Ich richte es dann so ein, daß ich schnell zum Schluß komme. Wenn nicht, würde ich mich zu fragen beginnen, worüber wir eigentlich sprechen sollen, und ich würde mich sehr unwohl fühlen ... Niemals mehr als ein, zwei Minuten mit den Leuten ... Sie denken sich, ich wäre immerzu überlastet und in Eile, und mir ist das nur recht!

Marie-Odile ist Sekretärin in einer Unternehmensleitung. Eine der Situationen, die sie ganz besonders fürchtet, ist, die Besucher ihres Chefs empfangen zu müssen. Wenn sich jene in der Eingangshalle des Firmensitzes am Ufer der Seine einfinden, eines riesigen Bauwerks aus Glas und Stahl, muß sie sie abholen und durch ein Labyrinth von Fluren und Aufzügen lotsen. Was sagt man unterdessen? Womit füllt man die Konversation aus?

Wenn ich gar nichts sage, ist es für mich und für die Besucher noch viel peinlicher. Aber was soll ich ihnen erzählen? Ich kenne sie ja nicht, ich werde nur wenige Minuten mit ihnen zubringen und sie eine Stunde später wieder zur Empfangshalle zurückbegleiten … Ich habe wirklich einen Horror vor solchen Momenten.

Verwirrung und Verlegenheit werden noch verstärkt, wenn man sich mit jemandem unterhalten muß, für den man persönliche Gefühle empfindet. Stendhal notierte in seinem Tagebuch: »Besuche ich eine Frau, in die ich verliebt bin, läuft es darauf hinaus, daß ich in ihrer Gegenwart während der ersten Viertelstunde nichts als krampfhafte Bewegungen hervorbringe oder aber eine plötzliche und umfassende Schwäche verspüre …«

Patrice erzählte uns, wie sehr er den Kontakt mit den Verkäufern in kleinen Läden fürchtete:

Wann immer ich es einrichten kann, gehe ich lieber in einen Supermarkt. Ich bin sicher, daß Supermärkte und überhaupt alle Selbstbedienungsläden dank Leuten wie mir blendende Geschäfte machen. Ich bin total blockiert, wenn ich mit den Händlern schwatzen soll; das macht mir Beklemmungen, das regt mich auf und streßt mich schon im voraus … In solchen Situationen ist mir wirklich furchtbar schlecht zumute: dieser abgemachte Austausch von Nichtigkeiten, diese vorgefertigten Sätze, diese Dialoge, wo Sie die Antwort schon kennen, bevor sie ausgesprochen wird … Ich weiß, daß diese Dinge überhaupt nicht von Bedeutung sind, daß es sich um gesellschaftliche Rituale handelt, aber mir sind sie eine schwere Last. Am schlimmsten ist es beim Friseur: all diese Fragen und dieses Gerede auszuhalten, während man in einem grotesken Nylonkittel steckt, den Kopf nach hinten gelehnt, im Hintergrund die wartenden Kunden, die alles mithören … Wenn es einen Friseursalon gäbe, der von Taubstummen geführt wird, wäre ich dort Stammkunde!

Zum Verständnis der Angst, die bei solchen Interaktionen auftreten kann, muß man den Begriff der Intimität heranziehen. Man fürchtet sich nämlich nicht nur vor unbekannten Personen, sondern letztendlich vor jedem Kontakt mit

Menschen, der es notwendig macht, sich selbst einzubringen, sei es in geringerem Maße (wenn man vom Wetter spricht, das auch nicht mehr das ist, was es mal war) oder ganz entschieden (wenn man jemandem seine Gefühle offenbart). So kann es geschehen, daß manche Leute gerade mit Unbekannten ungezwungener umgehen können. Manchmal ist nicht die erste Begegnung am heikelsten, sondern die folgenden werden es. So ging es zum Beispiel Catherine:

Mein Problem ist, die Leute wiedersehen zu müssen. Beim ersten Mal deichsle ich die Sache immer ganz gut, ich wirke locker, und ich glaube, ich bin es sogar einigermaßen. In diesem Augenblick habe ich noch nicht den Eindruck, daß man mich beurteilt, es ist noch zu früh dazu ... Die Probleme kommen später. Wenn ich Leute wiedersehe, habe ich das Gefühl, daß sie etwas von mir erwarten und daß ich, wenn sie es nicht bekommen, ihre Gunst verliere. Und ich weiß – oder zumindest habe ich den Eindruck –, daß die Gefahr, sie zu enttäuschen, bei jeder weiteren Begegnung wächst. Besonders schrecklich ist, daß das für meinen Bäcker genauso zutrifft wie für meine Liebesbeziehungen. Ich laufe lieber kilometerweit, wenn ich damit vermeiden kann, allzu oft zum selben Händler zu gehen: ich will keine »gute Kundin« werden, bei der man sich verpflichtet fühlt, ein Gespräch anzuzetteln. Mit den Männern ist es ähnlich: je enger unsere Beziehung wird, desto größer wird meine Angst, alles Interessante in mir schon ausgeschöpft zu haben. Ganz, als würde ich für die anderen nur eine begrenzte Dosis Interesse enthalten, die sich rapide verflüchtigt ...

Das aus dem *erträglichen Maß an Intimität* und ihrer möglichen Dauer hervorgehende Problem überschneidet sich in vielen Fällen natürlich mit dem der Leistungsangst. Doch ist hier die erwartete Leistung nicht so deutlich definiert wie etwa bei einer zu bestehenden Prüfung. Man trifft in den beschriebenen Situationen auf eine doppelte Schwierigkeit: welcher Grad von Vertraulichkeit ist noch tolerierbar, und vor allem, was riskiert man, wenn man vor seinem Gesprächspartner derart Vertrauliches offenlegt? Hier ist letztendlich die Angst im Spiel, wir könnten für den Blick des anderen ganz »durchsichtig« werden. Wir fürchten manchmal, unsere Gesprächspartner würden in uns lesen wie in einem weit aufgeschlagenen Buch, sie könnten darin unsere geheimen Gefühle, unsere Gedanken und Absichten entziffern. Daher fürchten wir zum Beispiel auch die Annäherung an jemanden, der uns anzieht, egal ob wir dabei die Absicht haben, ihm zu gefallen, oder ob wir ihn nur nach der Uhrzeit fragen wollen. Die Situation ähnelt dann jener, in die Kinder geraten, wenn sie einen Bonbon oder ein Spielzeug gestohlen haben: kaum ist das entwendete Ding in ihrer Tasche verschwunden, haben sie den Eindruck, daß alle Blicke, die sich auf sie richten, voller Vorwürfe sind oder ihre Verwirrung und ihre Missetat entdeckt werden. Man ängstigt sich also davor, demaskiert zu werden und dann, wenn das Innerste und der wahre Wert erst einmal enthüllt sind, die anderen zu enttäuschen.

Je nach der Situation kreisen diese Befürchtungen um drei Dinge: die Angst vor der Offenlegung der eigenen Mängel, vor der Enthüllung eines peinlichen Geheimnisses und vor der Aufdeckung einer sozialen Anomalie. Bei den von sozialer Angst betroffenen Menschen ist die Furcht sehr verbreitet, jemand könnte ihre Mängel bemerken, sei es ein Mangel an Intelligenz, an Bildung, interessantem Gesprächsstoff, Lockerheit oder Natürlichkeit. Auch bestimmte Geheimnisse bereiten uns mitunter Unbehagen. Einer unserer jungen Patienten, der Komplexe wegen seiner noch immer andauernden Jungfräulichkeit hatte, war überzeugt, man könnte ihm diese Unerfahrenheit in seinem Verhalten gegenüber Frauen an der Nase ablesen. Das brachte ihn dazu, Kontakte mit dem anderen Geschlecht zu vermeiden, was sein Problem natürlich nicht gerade löste! Was die Angst betrifft, in etwas persönlicheren Kontakten mit anderen eine Anomalie zu enthüllen, so erwächst diese oft aus der Besorgnis, unsere Verlegenheit könnte vom Gesprächspartner bemerkt und als »wunderliches Verhalten« klassifiziert werden. Luc erzählte darüber folgendes:

Mich macht es wirklich fertig, daß ich nie im voraus weiß, ob ich ungezwungen sein werde oder nicht, wenn ich mit jemandem rede.

Und wenn ich anfange, mich ein bißchen verlegen zu fühlen oder mich zu langweilen, bin ich sicher, daß der andere es gleich merkt, und dann ist alles zu spät – ich habe nur noch eins im Kopf, nämlich dieser Lage zu entfliehen, denn ich weiß, daß ich mich sonst immer elender fühlen werde …

Situationen, in denen man sich behaupten muß

Sich zu behaupten, heißt imstande zu sein, die eigenen Rechte zu verteidigen und anderen gegenüber seine Wünsche, Bedürfnisse und Meinungen zu formulieren.[9] Schwierigkeiten bei der Selbstbehauptung sind häufig mit Erscheinungen von sozialer Angst gekoppelt: so wenn es gilt, jemandem etwas zu verweigern, jemanden um eine Gefälligkeit zu bitten oder etwas uns Zustehendes zu fordern, wenn man sein Nichteinverständnis bekunden oder vor einer Gruppe, die anders denkt als man selbst, die eigene Meinung äußern soll, wenn man auf Kritiken und Vorwürfe reagieren oder in einem Laden etwas reklamieren müßte … Viele behaupten zum Beispiel von sich, daß sie nicht nein zu sagen verstehen – nein zum aufdringlichen Freund, der sie um einen peinlichen Gefallen bittet; nein zum Kollegen, der Geld von ihnen borgen will und bei dem man weiß, daß man es nur mit größter Mühe zurückbekommen wird; nein zu Einladungen, die einen anöden, nein zu aufgebürdeten Überstunden usw.

Für andere ist es angsterzeugend, wenn sie selbst um etwas bitten müssen, zum Beispiel um die Rückgabe von verborgtem Geld oder einem Buch, das man uns nicht von allein zurückbringt.

Muß ich jemandem was borgen, weiß ich genau, daß ich niemals wagen werde, es zurückzuverlangen, falls er nicht selber daran denkt. Ich hätte sonst das Gefühl, ein materialistisch eingestellter Geizkragen zu sein, der sich an sein Geld oder seine Besitztümer klammert. Am Ende kehrt sich die Lage total um: eigentlich ist der andere im Unrecht, weil er mir das Geld oder das Buch nicht wiederbringt, aber die Schuldgefühle habe ich …

Einer unserer Patienten, ein Klempnermeister, stand kurz vor dem Konkurs, weil er es nicht wagte, das ihm Zustehende bei seinen Kunden einzufordern und säumige Zahler zu bedrängen. Ein anderer, der als politischer Flüchtling nach Frankreich gekommen war und sich hier als Gebrauchtwarenhändler versuchte, machte sehr schlechte Geschäfte: wenn seine Kunden sich aufregten, weil sie die Preise zu hoch fanden, war er so verstört, daß er sie so weit hinunterhandeln ließ, bis er praktisch keinen Gewinn mehr machte! Zu Beginn unseres Jahrhunderts soll ein Patient folgendes gesagt haben: »Mich packen Schauder, Schrecken und Verzweiflung, wenn ich um etwas bitten soll: immer müssen die anderen es mir anbieten.«[10] Und eine unserer Patientinnen war zwar selbst als Sozialhelferin tätig, hatte aber die größte Mühe, ein Bekleidungsgeschäft zu betreten: sie fürchtete, nichts Passendes zu finden und unter den abschätzigen Blicken des Verkaufspersonals den Laden wieder verlassen zu müssen, ohne das Geringste erstanden zu haben. Ihre Angst davor war so groß, daß sie, nur um diesem Unbehagen zu entkommen, lieber irgendein Kleidungsstück kaufte, das sie nie tragen würde. Unter diesem Gesichtspunkt haben Verbrauchermärkte und andere Selbstbedienungsläden das Leben für Menschen mit sozialer Angst leichter gemacht (allerdings nur scheinbar, wie wir noch sehen werden); sie ersparen ihnen den Dialog, den sie als Bedrohung und Zwang empfinden. Gleiches gilt für den Kauf per Versandhauskatalog.

Eine interessante Variante in dieser Gruppe von Situationen ist die Pflicht, eine unangenehme Nachricht zu überbringen, selbst wenn sie von den Betroffenen nicht eindeutig als angstauslösend wahrgenommen wird. So schilderte uns ein Patient das Benehmen seines ehemaligen Arbeitgebers:

Ich hatte schon begriffen, daß mein Chef mich nach Ablauf der Probezeit nicht weiterbeschäftigen wollte: er ging mir aus dem Weg, war unfreundlich zu mir und zog ein Gesicht, wenn er mich sah. Ich hätte es verstanden, wenn er mir ganz offen gesagt hätte: »Also, Sie sind aus dem und dem Grund nicht der richtige; es tut uns leid, aber es klappt nicht mit Ihnen; wir können Sie nicht behalten.« Ich wäre ihm nicht gerade vor Freude um den Hals gefallen, aber ich hätte es eingesehen … Statt dessen dieses bizarre Verhalten, diese Art, mich nicht mehr zu grüßen, mich ohne Erklärungen ins Abseits zu schieben – das war wirklich unangenehm für alle: für mich, für die Kollegen und offensichtlich sogar für ihn selbst. Ihm war wirklich nicht wohl dabei zumute, mir die Nachricht überbringen zu müssen.

Dieser Mechanismus ist mit der Furcht vor der Reaktion des anderen verknüpft: was wird die Person sagen oder tun, wenn man nein sagt oder mit einer Reklamation kommt oder mit einer peinlichen Bitte? Wie mögen die Leute reagieren, nachdem wir ihnen widersprochen oder sie kritisiert haben? Die Angst, andere zu verärgern, sie wütend zu machen, ihnen Leid zuzufügen oder sie zu reizen, treibt uns oft dazu, auf etwas zu verzichten, zu dem wir nichtsdestoweniger hundertprozentig berechtigt gewesen wären. Berechtigt, aber manchmal auch verpflichtet: so wissen Ärzte, die ihre Patienten über Diagnosen informieren müssen, wie unangenehm und manchmal gar angsterzeugend das sein kann …[11]

Der Blick der anderen

Es gibt Momente, in denen schon ein einfacher Blick Unbehagen auslösen kann. So etwas widerfährt nicht nur, wie man zunächst annehmen könnte, besonders schüchternen Leuten. Unbehagen stellt sich ein, wenn man eine banale Handlung unter dem Blick eines anderen ausführen muß. Der Zuschauer befindet sich dabei keineswegs in der Position eines Richters oder Prüfungsberechtigten, sondern ist nur zufällig zur Stelle. Es besteht also keine Notwendigkeit, eine gute Leistung zu liefern, wir brauchen keine direkten Folgen für die Beziehung mit dem anderen zu befürchten, und es wird auch kein explizites Urteil über uns gefällt. Beispiele dafür gibt es zuhauf: wir müssen uns unter den Blikken der anderen bewegen (an einer prallbesetzten Caféterrasse vorbeigehen; in einem Veranstaltungssaal in Reihe eins Platz nehmen, weil hinten schon alles besetzt ist); man schaut uns beim Essen oder Trinken zu (wenn wir zusammen mit Unbekannten in der Werkskantine sitzen); beim Einparken oder bei der Arbeit werden wir beobachtet ... Eine Stadtangestellte berichtete uns, wie ihr dadurch das Berufsleben erschwert wurde:

Ich bin nicht in der Lage, irgend etwas zu schreiben, wenn mir jemand dabei zusieht ... Wenn ich bei meiner Arbeit am Empfangsschalter mit jemandem ein Formular ausfüllen muß, finde ich immer einen Vorwand, um mit dem Papier ins Hinterzimmer zu eilen und es dort auszustellen. Wenn mein Vorgesetzter sich wundert, daß ich mir von seinen Anweisungen keine Notizen mache, erkläre ich ihm, ich hätte ein ausgezeichnetes Gedächtnis. Bin ich allein, habe ich gar keine Probleme mit dem Schreiben, aber sobald jemand dabei ist, krampfen sich meine Finger um den Stift, meine Hand zittert, am ganzen Körper bricht mir der Schweiß aus. Und dann geht gar nichts mehr.

Es sieht ganz danach aus, als hätte zum Beispiel auch Napoleon III. unter ähnlichen Schwierigkeiten gelitten. Einer seiner Zeitgenossen berichtet: »Jemand erzählte mir von seinem Zögern, wenn er zur sonntäglichen Messe die Tuilerienkapelle betreten sollte. Er wußte, daß man auf ihn schaute, und er sagte sich, daß er gleich im Mittelpunkt der Aufmerksamkeit aller Versammelten stehen würde. Also richtete er sich auf, nahm Haltung an, machte einen Schritt vorwärts und einen rückwärts und entschied sich dann plötzlich, die Schwelle zu überschreiten und seinen Platz einzunehmen. Er, der Kaiser, wurde eingeschüchtert von all den Blicken.«[12]

Das unwohle Gefühl beim Beobachtetwerden gibt es schon im Tierreich unter den Säugetieren; der feste Blick auf den anderen ist ein Mittel zur Untermauerung von Dominanz. Das dominante Tier bringt den Rangniederen dazu, seine Augen niederzuschlagen; wenn letzterer, sei es aus Unkenntnis oder Streitlust, diese Geste verweigert, kommt es zu Konflikt und Kampf. Diesen Mechanismus findet man in Kneipen oder Nachtklubs wieder, wenn es zu

Auseinandersetzungen nach dem Motto »Soll ich dir vielleicht gleich mein Foto geben, oder was?« oder »Was glotzt du mich so an?« kommt. Jemanden anzustarren kann in bestimmten Fällen als Beleidigung und Aggression aufgefaßt werden, als Provokation und Verletzung der Intimsphäre. Es kann auch ein Übermaß an Vertraulichkeit beinhalten, was man in einem überfüllten Fahrstuhl oder in öffentlichen Verkehrsmitteln zur Stoßzeit beobachten kann. Dort weicht man dem Blick des anderen ganz von selbst aus: die von den Umständen aufgezwungene physische Nähe ist so groß, daß man nicht noch etwas drauflegen möchte.

Das Unwohlsein, das ein jeder von uns in diesen Augenblicken verspüren kann, darf also als charakteristisch für die menschliche Gattung angesehen werden. Situationen dieser Art werden nur problematisch, wenn jemand sie besonders fürchtet und deshalb systematisch vermeidet. Ein Geschichtsstudent etwa hatte Angst davor, den Hörsaal seiner Fakultät zu betreten, wenn er nicht gleich nach dem Aufschließen der Türen hinein konnte. Auch bei der Unibibliothek mußte er morgens als erster am Eingang stehen, und hatte er sich erst einmal einen Platz gesucht, vermochte er nicht mehr, aufzustehen und sich ein Buch zu holen; er mußte als letzter nach Hause gehen und konnte bloß hoffen, nicht auf die Toilette zu müssen. Eine Patientin, die in einem Ministerium arbeitete, erzählte uns, daß sie sich aus Furcht, im Brennpunkt der Aufmerksamkeit zu stehen, auf Dienstversammlungen nie zu Wort meldete. Sie vermied es sogar, sich neben jemanden zu setzen, von dem sie wußte, daß er das Wort ergreifen würde:

Neben jemandem zu sitzen, der vor einer Gruppe spricht, das mag ich überhaupt nicht. Alle Leute lenken ihre Blicke in meine Richtung; ich weiß nicht, ob sie nicht auch ein bißchen auf mich schauen. Wo soll ich hinsehen, welche Haltung soll ich einnehmen, was für ein Gesicht machen? Gewiß zeige ich alle äußeren Anzeichen von Verlegenheit. Ich sage mir, daß ich mal wieder schönes Pech gehabt habe ... Jedenfalls trifft es andauernd mich, wo ich doch solche Geschichten nicht ausstehen kann! Ich stehe immer genau neben der Person, die in der Warteschlange vor dem Kino oder an der Supermarktkasse einen Riesenaufstand macht, bei meinen Gastgebern zerschlage ich etwas, im Kaufhaus löse ich die Alarmanlage aus …

Bisweilen sind gar keine Blicke nötig, und es reicht schon, wenn andere in Hörweite sind. Manche Hobbymusiker fühlen sich gehemmt, wenn andere ihnen zuhören könnten, und erst bei geschlossenen Türen und Fenstern, in der Gewißheit, daß niemand auf ihre falschen Töne achten wird, können sie unbefangen losspielen.

Insgesamt kann man sagen, daß Menschen, welche diesen Typ von Situationen fürchten, alles tun werden, um ohne Verspätung ins Kino, ins Theater, zum Flugzeug, zu einer Abendeinladung, einer gemeinsamen Mahlzeit, einer Sitzung oder einem Seminar zu kommen …

Gibt es eine Hierarchie unserer sozialen Ängste?

Den Anteil jener Menschen, die in keiner der geschilderten Situationen soziale Angst verspüren, an der Gesamtbevölkerung schätzt man auf unter 10 Prozent.[13] Das bedeutet, daß die potentiell angsterzeugenden Situationen auf dem Gebiet der sozialen Beziehungen ein weites Feld umfassen. Jeder spricht auf die eine oder andere dieser Kategorien besonders stark an: manche Leute fühlen sich nicht gestört, wenn man ihnen beim Einparken zuschaut, können sich aber im Restaurant nicht dazu durchringen, um eine schnellere Bedienung zu bitten; andere haben Angst davor, öffentlich sprechen zu müssen, aber vor Gesprächen unter vier Augen ist ihnen überhaupt nicht bange …

Solche Situationen können entsprechend ihrer Häufigkeit in Form einer Pyramide dargestellt werden: die Basis, also all jene Situationen, die bei den meisten Menschen Furcht auslösen können, wird von Gruppe 1 bevölkert. Bei jeder höheren Etage der Pyramide muß man sich automatisch vorstellen, daß auch die Stockwerke darunter zu Angst Anlaß geben. So hat die Furcht, das eigene Innenleben zu enthüllen, fast immer auch die Furcht vor einer Präsentation unter dem Blick einer Gruppe im Schlepptau (unteres Stockwerk), aber nicht unbedingt die Angst, sich selbst behaupten zu müssen oder beobachtet zu werden. Wo hingegen Angst vor dem Beobachtetwerden vorliegt, kann man im allgemeinen auch alle anderen Formen von Angst antreffen.

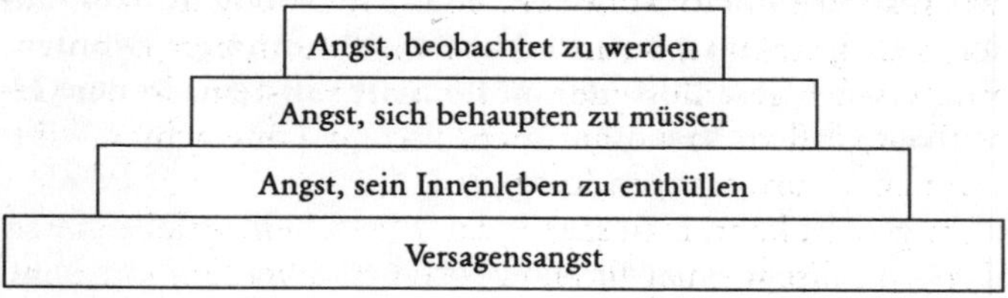

Wie wir noch sehen werden, gibt es Personen, die praktisch vor allen diesen Situationen Angst empfinden. So erging es auch Nathalie:

Ich habe Angst vor allem. Ich habe Angst, zu Ihnen in die Sprechstunde zu kommen, Angst, einen Termin auszumachen, Angst vor den Blicken Ihrer Sekretärinnen und der anderen Leute im Wartezimmer. Ich habe Angst davor, wie mich die Leute auf der Straße anschauen werden, wenn sie mich aus Ihrer Praxis kommen sehen, Angst, in die Bäckerei zu gehen, um Brot zu kaufen, Angst, auf der Treppe einem Nachbarn zu begegnen. Zu Hause habe ich Angst, den Telefonhörer abzunehmen, wenn ich nicht weiß, wer mich anruft … Auf Arbeit habe ich Angst, in den Sitzungen etwas zu sagen, ich habe sogar schon Angst, einfach nur dorthin zu gehen und womöglich Fragen beantworten zu müssen. In meinem Privatleben habe ich Angst, die Leute zu treffen, die mir gefallen, denn ich fürchte, ich könnte ihnen nicht gefallen …

Andererseits bedingen viele Alltagssituationen eine Koexistenz dieser verschiedenen Mechanismen. So beobachteten wir kürzlich im Fernsehen einen unserer Freunde, einen Schriftsteller, der in einer Talkshow zur besten Sendezeit sein neuestes Buch vorstellte, und zwar bei einem Showmaster, der berühmt-berüchtigt ist für seine unverschämte Art. Für unseren Freund war das eine Bewährungsprobe, die wieder auf unsere vier Kategorien zurückverwies: Angst vor einer öffentlichen Darbietung; Angst vor der Selbstentblößung aufgrund der sehr persönlichen Fragen des Showmasters; das Problem der Selbstbehauptung (wie sollte er, wo es nötig war, diesen Menschen in seine Schranken weisen, ohne dabei zu feindselig zu wirken); Furcht vor dem Beobachtetwerden (er wußte nicht, in welchem Moment die Kameras womöglich in Naheinstellung zeigen würden, wie er mit einem Stift herumfummelte oder gerade eine erschreckte Miene machte).

Ein gemeinsamer Mechanismus

All diese Situationen *setzen uns dem Blick und dem Urteil der anderen aus.* Für viele Wissenschaftler ist soziale Angst gleichzusetzen mit einer Angst vor dem Bewertetwerden. Denn alle Situationen, in denen wir von anderen Menschen bewertet werden, können uns beunruhigen und manchmal bis zur Angst treiben. Dies ist der Fall beim Studenten, der im Augenblick der Prüfung in Panik verfällt, selbst wenn es sich um ein schriftliches Examen handelt: hier liegt eher Evaluierungsangst als soziale Angst im engeren Sinne vor. Ein solcher Student gerät wahrscheinlich auch bei der mündlichen Prüfung in Panik, denn zu seiner Evaluierungsangst gesellt sich noch soziale Angst, die durch den Blick des anderen hervorgerufen wird.

Aber was geschieht eigentlich in uns, wenn wir in eine Lage geraten sind, die uns Unbehagen bereitet? Unsere Ängste, wie sie auch beschaffen sein mögen, manifestieren sich auf drei Ebenen, nämlich emotional, kognitiv und im Verhalten.

Kapitel II

Der Tumult des Körpers

»Und unser Herz macht bum-bum ...«
Charles Trenet

Es ist einfach stärker als ich und schlichtweg nicht zu kontrollieren: dieses Gefühl, daß mein Körper durchgeht, daß er mich verrät und den Dienst versagt, statt mich zu unterstützen und mir zu helfen, die Lage zu meistern. Zuerst spüre ich es an meinem Herzen, das heftiger und heftiger pocht; es gibt das Warnzeichen, es schlägt Alarm. Von diesem Augenblick an merke ich, daß es mir physisch schlecht geht: trockener Mund, feuchte Hände, im ganzen Körper ein Gefühl von Zittern ... Ich weiß, daß es schon genügt, wenn mich jemand anschaut, damit ich total rot werde. Kurz gesagt, in einem solchen Zustand habe ich schon 80 % meines Potentials verloren, ehe ich überhaupt den Mund aufgemacht habe. Und so können Sie sich vorstellen, daß ich nie etwas zur Sprache bringen kann, mit dem die anderen nicht einverstanden sein würden – ich würde es nicht schaffen, in einer hitzigen Debatte meine Position zu verteidigen. Andererseits: wozu soll es gut sein, Dinge zu sagen, mit denen jedermann einverstanden ist? Also schweige ich lieber (wie immer ...) und hoffe bloß, daß meine Verlegenheit nicht bemerkt wird und daß man mein Schweigen nicht als Zeichen von Desinteresse auffaßt ...

Worte für Angst

Der Tumult des Körpers, welchen die junge Frau in unserer Beispielgeschichte gerade beschrieben hat, ist das erste, was ein von sozialer Angst betroffener Mensch wahrnimmt, wenn er in eine für ihn streßerzeugende Situation gerät. Die meisten Personen, die man über ihre Probleme mit Lampenfieber, Schüchternheit etc. befragt, rücken dieses Phänomen spontan in den Vordergrund; um ihre Störung zu beschreiben, versteifen sie sich auf die Manifestationen der Angst.[14] Tatsächlich ist Angst größtenteils an ihren körperlichen, ihren physiologischen Anzeichen erkennbar. Bei einem Blick auf die Etymologie wird man auch feststellen, daß im Französischen wie im Deutschen fast alle Wörter, die ein Gefühl von Furcht bezeichnen, auf Symptome im physischen Bereich verweisen. Unser Wort »Angst« kommt wie das französische »angoisse« von einer indoeuropäischen Wortwurzel »anghu-« (eng, bedrängend) und kennzeichnet so das Druckgefühl im Brustkorb und im Magen, die wie zugeschnürte Kehle, die uns in solchen Fällen zu schaffen macht. Das Wort »bange« hat übrigens die gleiche Herkunft, und auch »beklommen«, das Partizip eines untergegangenen Verbs *beklimmen* (umklammern, klemmen), weist auf diese Symptome hin. Das deutsche Wort »Panik« geht auf ein französisches Wort zurück, dessen Ursprung im dunkeln liegt, das aber wahrscheinlich vom griechischen *panikos* abgeleitet ist (den Gott Pan betreffend, der als schreckenerregend galt, wenn er einem Sterblichen erschien, und zu dessen Kriegslisten es gehörte, einen höllischen Krach zu entfesseln, um seine Feinde das Fürchten zu lehren). Das seit dem vorigen Jahrhundert belegte Wort »Lampenfieber« deutet auf das Hitzegefühl hin, das man in solchen Situationen empfinden kann. Der deutsche Ausdruck »vor etwas Schiß haben« verweist auf die mit Angstzuständen einhergehenden Verdauungsprobleme. Wie man unschwer erkennt, gehen die populären und bildhaften Ausdrücke »Düsengang« und »Muffenflattern« in dieselbe Richtung ... Dieser kleine etymologische Streifzug erinnert uns daran, wie stark sich unter den Angststörungen gerade soziale Angst in körperlichen Symptomen manifestiert.

Ein Inventar wie bei Prévert

Die Angstsymptome sind von unendlicher Vielfalt. Nach Befragungen von Personen, die an starker sozialer Angst litten, haben Wissenschaftler eine Liste erstellt, die in der Reihenfolge ihrer Häufigkeit folgende Anzeichen aufführte (schauen Sie mal, ob auch Ihre dabei sind!)[15]: starkes Herzklopfen, Zittern, Schweißausbrüche, Muskelanspannung, zugeschnürter Magen, trockener Mund und ausgetrocknete Kehle, Hitze- und Kältegefühle, Erröten, Kopfweh, Druckempfinden im Schädel und das Gefühl, gleich ohnmächtig zu werden. Aber es gibt noch jede Menge andere Symptome!

Es erstaunt also nicht, daß manche von sozialer Angst betroffenen Personen überzeugt sind, ihr Problem sei physischer Natur. Sie haben Ärzte konsultiert, sich einem Bluttest unterzogen, sie sind zum EKG und zum Röntgen gegangen und haben Medikamente ausprobiert – alles ohne großen Erfolg. Bisweilen nehmen die physischen Manifestationen unübliche Formen an (etwa ständigen Stuhldrang oder Brechreiz). So erging es einem fünfzigjährigen Mann:

Ich habe mich immer durch andere Menschen eingeschüchtert gefühlt, aber mein Job hat mir allzu enge Kontakte erspart. Als man mir sagte, daß ich einem anderen Dienstbereich zugeordnet würde, in dem regelmäßige Versammlungen stattfanden, wußte ich gleich, daß das nicht glattgehen würde. Nun ja, und vom ersten Tag an hatte ich häufig Harndrang und mußte mich dauernd von den Sitzungen entfernen, weil ich befürchtete, es nicht mehr lange zurückhalten zu können … Mit Blick auf mein Alter glaubte ich sogar, es wäre die Prostata, und dabei war es gut und gern der Streß …

Je nach Person und Umständen variiert die Heftigkeit der physischen Anzeichen von sozialer Angst beträchtlich. Bei den meisten Leuten bleiben sie diskret. Manchmal werden sie uns nicht einmal selbst bewußt, es ist unser Umfeld, das die »Nervosität« bemerkt und uns darauf hinweist … In anderen Fällen sind diese Manifestationen intensiver und störender; sie können sich dann bis zu einem wahrhaften Paroxysmus steigern. In extremen Fällen nimmt die Angst Züge einer sogenannten Panikattacke an: die betroffene Person spürt in sich das Gefühl aufsteigen, völlig die Kontrolle zu verlieren, und fürchtet manchmal, zu sterben oder wahnsinnig zu werden.

Sophie berichtet, wie sie auf einem Fortbildungsseminar eine solche Panik überkam:

In dem Moment, als ich an der Reihe war, aufs Podest zu steigen und ins Mikrofon zu sprechen, habe ich total den Kopf verloren. Ich war völlig weg und wie versteinert, ich brachte kein einziges Wort hervor. Ich bekam überhaupt nichts mehr mit, ich war völlig unfähig, zu reagieren und etwas Vernünftiges zu tun. Heute erinnere ich mich übrigens nicht mehr so richtig, was eigentlich passiert ist, außer daß die Leute sehr freundlich und verständnisvoll waren.

Auf solche situationsgebundenen Panikattacken stößt man bei verschiedenen Phobien: so können Menschen mit Platzangst (Furcht vor öffentlichen oder weit von zu Hause entfernten Orten, von denen man nicht so leicht fliehen kann) derartige Attacken in Supermärkten, rammelvollen Kinos, Staus auf der Stadtautobahn usw. erleiden. An sozialer Phobie Leidende müssen einen solchen Anfall hingegen eher in Momenten befürchten, in denen sie beispielsweise vor einer Gruppe oder einer sehr beeindruckenden Persönlichkeit das Wort ergreifen müssen. Mitunter fällt der Unterschied freilich nicht ins Auge, denn an Orten, die von einer Person mit Platzangst gefürchtet werden, trifft man häufig auch auf eine Menge Leute ... Dazu kommt, daß sich manche Formen von Platzangst zu einer sozialen Phobie als Sekundärkomplikation auswachsen können. Aber das ist wieder eine andere Geschichte.

Was man sieht und was verborgen bleibt

Die physischen Anzeichen von sozialer Angst können in zwei Gruppen gegliedert werden, je nachdem, ob sie für die Umgebung sichtbar und spürbar sind oder nicht.

Die »innerlichen« Manifestationen, etwa Herzklopfen oder zugeschnürter Magen, erzeugen im Individuum ein beklommenes Gefühl, um so mehr, da sie seine Beziehungsfähigkeit beeinträchtigen: ein Kloß im Hals, Zittern und kalter Schweiß erleichtern uns nicht gerade den Kontakt mit anderen Menschen.

Aber die am meisten gefürchteten Symptome sind natürlich solche, die gleichzeitig Signale an die Umgebung sind und gegen unseren Willen unseren mulmigen Zustand offenlegen. Dazu gehören das Erröten und das Zittern.

Jean-Charles ist seit einem Jahr arbeitslos. Er fühlt sich ganz besonders durch die physiologischen Manifestationen seiner sozialen Angst beeinträchtigt:

Vor allem meine Stimme gerät mir außer Kontrolle: die ersten zwei Sätze bringe ich noch normal hervor, aber dann beginnt sie zu zittern und zu beben, die Lautstärke geht zurück wie bei einem Kofferradio, dessen Batterie den Geist aufgibt; am schrecklichsten ist, daß die Leute nach einer Weile mein Problem bemerkt haben und mich meine Worte wiederholen lassen; so wird es aber immer härter für mich. Ich fange an zu zittern und versuche, meine Hände zu verstecken, wenn ich eine Akte abgeben oder unterschreiben muß, wird das allerdings unweigerlich sichtbar …

Ein weiterer Patient, Jacques, der auf dem Bau als Maler arbeitet, führte oft kleine Malerarbeiten in den Häusern von Privatpersonen aus. Er arbeitete gern in solcher Umgebung, doch er fürchtete den Kontakt zu seinen Kunden. Beispielsweise ließ er sich nie zu einer Tasse Kaffee oder einem Gläschen einladen, denn er hatte dabei schon peinliche Situationen durchlebt, weil seine Hände so zitterten, daß der Teelöffel laut in der Tasse herumrasselte. Er erklärte uns auch, daß er aus denselben geräuschvollen Gründen niemals Eiswürfel in sein Glas tat!

Zwischen den äußerlichen und den innerlichen Manifestationen liegen andere Anzeichen, die eher intern sind, unter bestimmten Umständen aber »extern« werden können. So zeigt eine interessante Studie über soziale Ängste von Musikern, wie je nach Instrument bestimmte Manifestationen besonders gefürchtet sind: die Blechbläser (Trompeter, Oboisten) ängstigen sich vor allem davor, daß sie vor Lampenfieber einen trockenen Mund bekommen könnten, was in ihrem Fall sehr hinderlich wäre. Die Pianisten fürchten das Zittern. Bei Musikern, die Violine oder andere Streichinstrumente spielen, sind es die feuchten Hände usw.[16] Eine brillante Studentin wiederum fühlte sich von »Lärm«-Reaktionen gepeinigt, die ihr Körper in bestimmten sozialen Situationen zeigte:

Was ich am meisten fürchte, sind Konzerte. Bei mir sammelt sich dann mehr und mehr Speichel im Mund an, und bald muß ich ihn wohl oder übel herunterschlucken, was für meine Sitznachbarn nicht zu überhören ist. Mir wird immer beklommener zumute, und der Mund füllt sich noch schneller mit Speichel ... Inzwischen bin ich schon soweit, daß ich alle Orte meide, an denen man still sein muß, zum Beispiel das Theater und sogar Kirchen.

Ein anderer Patient drückte seine soziale Angst, wenn man so sagen darf, mit dem Bauch aus: was er am meisten fürchtete, war sein Magenkollern, welches einsetzte, sobald er soziale Verlegenheit verspürte.

Feuchte Hände sind ebenfalls ein sehr peinliches Symptom. Vor allem in unserem Land, wo es üblich ist, sich unter allen möglichen Vorwänden die Hände zu schütteln! Engländer und Amerikaner wundern sich stets über den Eifer, mit dem wir den lieben langen Tag nach den Händen aller Leute greifen, denen wir begegnen. Wir erinnern uns an eine unserer Patientinnen, die es ganz besonders fürchtete, jemandem die Hand reichen zu müssen, so sehr löste ihre emotionale Spannung ein Phänomen aus, welches die Mediziner Hyperhydrose nennen (übersteigerte Schweißsekretion). Sie nahm zu allen möglichen Tricks Zuflucht, um das Händeschütteln zu umgehen: sie zog Handschuhe an, trug ständig einen Armvoll Dossiers herum, um nur den Ellenbogen hinreichen zu müssen, oder riskierte schlichtweg, für unhöflich gehalten zu werden, indem sie nur aus der Ferne grüßte.

Ein anderer Patient, der unter diesem Symptom litt, hatte eines Tages beobachtet, daß seine Finger beim Auflegen von Folien auf den Overheadprojektor feuchte Aureolen hinterließen. Seitdem verzichtete er systematisch auf den Einsatz solcher Materialien, oder er bat seine Sekretärin, dies zu erledigen. Sie mußte ihm also bei jeder mündlichen Präsentation zur Seite stehen, was ihr das Leben tüchtig sauer machte und außerdem in der Firma Gerüchte heraufbeschwor …

Unser Körper verrät uns

Das jähe Auftauchen all dieser physischen Symptome stellt uns vor so manches Problem. Sind sie erst einmal ausgelöst, ist es sehr schwierig, ihnen beizukommen. Ganz im Gegenteil: alle diesbezüglichen Bemühungen können die Situation noch verschlimmern, und zwar aufgrund verschiedener Mechanismen. Allein die Tatsache, daß man sich so auf seine Symptome konzentriert, läßt sie stärker hervortreten; das Peinlichkeitsgefühl verstärkt noch die soziale Angst etc.

Es ist niemals angenehm, für andere total durchschaubar zu sein; sind unsere emotionalen Zustände vollständig dechiffrierbar, verstärkt das noch unsere Schutzlosigkeit. Den auf uns gerichteten Blick des anderen empfinden wir als schwere Prüfung, wenn es uns, berechtigterweise oder nicht, so scheint, als würde uns dieser Blick entblößen und sondieren, ohne daß wir die geringste Möglichkeit hätten, unser Innerstes zu verbergen. Deshalb empfinden es auch sehr viele Leute als beklemmend, wenn ihnen jemand mehr oder weniger nachdrücklich in die Augen schaut. Obgleich diese Verlegenheit wahrscheinlich zum Teil »animalisch« und instinktgebunden ist, tritt sie in bestimmten Kulturkreisen – wie in Japan – offensichtlich häufiger auf. Zweifellos entspringt sie direkt der Furcht, der andere könne unsere Gedanken lesen – oder vielmehr die Emotionen und Gefühle deuten, die wir verspüren. Das Individuum fürchtet besonders die Offenlegung seiner Emotionen in einem Moment, in dem es sie gerade unter Kontrolle bringen möchte oder wenn es ihm noch nicht gelungen ist, sich selbst Klarheit über sein Gefühl zu verschaffen …

Claude Roys Gedicht für Kinder »Schüchternei eines kleinen Esels« illustriert diese Verwirrung sehr schön:

Ich mag es nicht, wenn man mich anschaut.
Gesenkten Blickes bin ich ganz verlegen.
Ich werde rot, sobald man zu mir herschaut,
Und stottere und kann mich nicht bewegen.

Man lächelt kühl, einer wie ich soll warten,
Mir ist so heiß, so kalt, beides zugleich.
Man schaut mich an, mir stockt sofort der Atem,
Ich werde rot, zuerst, und später totenbleich.

Bleib locker, sage ich mir immer wieder,
Bist doch kein Dummkopf, mußt dich nicht verstecken.
Doch schaut man her, senken sich meine Lider,
Bin nur ein Eselchen und stehe in der Ecke.

(Deutsch von Jörg Schieke)

Die Furcht vor dem Blick, der sich auf all diese Symptome richtet, ist, wie wir noch sehen werden, eine Konstante in allen Zuständen von sozialer Angst. Sie kann sich bis zur Obsession steigern und dann in einer höllischen Spirale schon ganz allein genügen, um Angst auszulösen. Dieses Phänomen nennen die Verhaltensforscher negative Konditionierung: man verkettet im Bewußtsein eine bestimmte Konstellation – die soziale Situation – mit unerfreulichen, sogenannten »aversiven« Empfindungen (physische Anzeichen der Angst) und meidet diese Konstellation deshalb in Zukunft. Tennessee Williams beschreibt ein solches Phänomen in seinen Memoiren:

»Ich weiß noch, bei welcher Gelegenheit dieses dauernde Erröten seinen Anfang nahm. Ich glaube, es war während einer Geometriestunde. Ich warf zufällig einen Blick über den Gang zwischen den Sitzbänken, und ein dunkelhaariges hübsches Mädchen sah mir direkt in die Augen. Sofort spürte ich meine Wangen brennen. Als ich wieder geradeaus sah, brannten sie nur noch heftiger. Mein Gott, dachte ich, ich erröte, weil sie mir in die Augen sah oder ich in die ihren. Wenn das nun jedesmal passiert, sobald ich in die Augen eines anderen Menschen blicke?

Kaum hatte ich diese alpdruckhafte Überlegung angestellt, so wurde sie auch schon zur Realität.

Buchstäblich von diesem Vorfall an errötete ich die nächsten vier oder fünf Jahre fast immer in gleicher Stärke, sobald ein menschliches Augenpaar [...] dem meinen begegnete.«

Das manchmal als »Angst vor der Angst« bezeichnete Phänomen, nämlich die Furcht vor dem erneuten Auftreten der physischen Anzeichen für Angst, ist im Grunde nichts anderes.

Du bist rot geworden!

Betrachtet man die physiologischen Manifestationen der Angst einmal aufmerksamer, so kann man unter ihnen manche finden, die allen Angstzuständen gemeinsam sind, aber auch Symptome, die charakteristisch für soziale Angst sind. Hierher gehört vor allem das Erröten. Um dieses Problem kreisen die Sorgen vieler Menschen, und zwar so sehr, daß die Spezialisten es für nötig hielten, für die Angst vor dem Erröten einen besonderen Namen zu finden: die Erythrophobie.

Diese Erythrophobie ist ganz offensichtlich seit ewigen Zeiten eine Bürde des Menschen. Schon Hippokrates berichtete – in einer der ältesten überlieferten Beschreibungen von sozialer Angst – über gewisse Personen mit aufschlußreichem Benehmen: »Er zieht es vor, in der Dunkelheit zu leben; Tageslicht oder erhellte Räume kann er nicht ausstehen. Da stets ein Hut seine Augen verdeckt, kann er beim besten Willen nicht sehen und nicht angesehen werden.«[17] Ohne direkt von der Furcht vor dem Erröten zu sprechen, beschreibt Hippokrates hier soziale Verhaltensweisen, die sehr verräterisch sind: man meidet das helle Licht, in welchem ein Erröten sichtbar würde; man maskiert sich mit einem Hut; man fürchtet fremde Blicke, weil sie das Rotwerden noch verstärken würden ...

Treffende Beschreibungen haben uns auch die Irrenärzte des 19. Jahrhunderts hinterlassen, die hervorragende Beobachter ihrer Zeitgenossen waren. Nachdem ein Berliner Arzt namens Casper die Erythrophobie im Jahre 1846 als erster beschrieben hatte, wurde sie in Frankreich von Pitre und Régis erforscht. Aber sehen wir einmal, wie Pierre Janet, der französische Großmeister zu Beginn unseres Jahrhunderts, in seinem Hauptwerk *Die Neurosen* (1909) diese Störung beschreibt: »Wenn sich diese Person fremden Blicken ausgesetzt sieht, besonders denen des anderen Geschlechts, wird die Furcht vor dem Erröten über sie hereinbrechen, und die im voraus empfundene Scham wird ihr Gesicht purpurn färben. Aller Kampf ist zwecklos: unter dem Einfluß der Willenskraft kann das Gesicht zwar anfangs eine leichte Blässe zeigen, welche aber alsbald von der gefürchteten Röte abgelöst wird [...]. Diese beständige Furcht, welche sich jeden Moment bewahrheitet, wird für das Individuum zur umgekehrten Tantalusqual. Obgleich es von Natur aus vielleicht äußerst verwegen und gesellig ist, nimmt es nun eine lächerliche Schüchternheit und Menschenscheu an; es meidet alle öffentlichen Auftritte und sucht die Einsamkeit; die gesellschaftlichen und manchmal auch die beruflichen Pflichten werden ihm eine schreckliche Last; sein Leben zerbricht buchstäblich an einer Nichtigkeit.«[18]

Die Literatur ist voll von ähnlichen Beispielen. Das reizendste unter ihnen ist wahrscheinlich die Geschichte von Marcellin Caillou, die Sempé erzählt und illustriert hat. Sie beschreibt das Leben eines kleinen Jungen, der von Erythrophobie betroffen ist: »Der kleine Marcellin Caillou hätte ein richtig glückliches Kind sein können, ganz wie viele andere Kinder. Bloß leider war er mit einer wundersamen Krankheit geschlagen: er wurde immerzu rot. Schon beim kleinsten Wörtchen lief er rot an.

Zum Glück, werdet ihr sagen, ist Marcellin nicht der einzige, dem es so geht. Alle Kinder werden rot. Sie erröten, wenn sie eingeschüchtert sind oder wenn sie eine Dummheit begangen haben.

An Marcellins Fall war aber so verwirrend, daß er ganz ohne Grund errötete. Es passierte ihm, wenn er am wenigsten damit rechnete. Hingegen in Augenblicken, wo er hätte rot werden müssen, nun ja, da wurde er nicht rot ...

Kurz gesagt, Marcellin Caillou führte ein ziemlich kompliziertes Leben. Er stellte sich so seine Fragen. Oder vielmehr eine Frage, immer dieselbe: Wie kommt es bloß, daß ich rot werde?

Nicht daß er besonders unglücklich gewesen wäre – er fragte sich nur, wie, wann und warum er rot wurde ...«[19]

Eine unserer Patientinnen beschrieb ihre persönlichen Schwierigkeiten folgendermaßen:

Mir geht es seit jeher so, daß ich wegen einer Kleinigkeit schnell erröte. Es genügt schon eine peinliche Situation, ein Moment des Schweigens, ein eindringlicher Blick, und ich laufe scharlachrot an. Ich erinnere mich noch gut an den Tag, an dem meine Angst vor dem Erröten begann. Es war in der Schule; in unserer Klasse hatte es gerade einen Diebstahl gegeben. Jemand hatte aus dem Mantel eines Mitschülers Geld gestohlen. Die Lehrerin rief uns alle feierlich zusammen und forderte den Schuldigen auf, sich zu erkennen zu geben. Natürlich hatte ich mit diesem Diebstahl nichts zu tun. Aber in den drückenden Minuten voller Schweigen, während die Lehrerin ungerührt in unseren Gesichtern las, fühlte ich, wie ich mehr und mehr errötete, und mir wurde immer unwohler zumute, denn ich fürchtete, mein Erröten könnte als Schuldgeständnis interpretiert werden. Es schien mir, als würden alle glauben, ich sei die Schuldige. Die Lehrerin war zwar so intelligent, niemanden auf mein Erröten aufmerksam zu machen, aber von jenem Tage an nannten mich meine Mitschüler »diebische Elster« ... Heute ist das Schlimmste, daß ich unter ganz absurden Umständen und ohne klare Ursache erröte. Es reicht sogar schon der Gedanke, daß ich nicht rot werden darf, und gleich passiert es. Oder wenn ich mir sage: »Schau an, du bist gar nicht rot geworden«, dann läßt mich das gleich erröten ...

An Erythrophobie leidende Personen haben die Zwangsvorstellung, ihre Umgebung könnte diesen Makel bemerken. So kommt es, daß der erythrophobische Schüchterne aus der Schrift von Hippokrates alle hellen Orte meidet und sich hinter einem breitkrempigen Hut versteckt ... Autoren früherer Jahrhunderte beschrieben, wie Frauen, die von diesem Problem betroffen waren, gern zu ihrem Fächer griffen, um an öffentlichen Orten ihr Gesicht zu verbergen. Zu allen Zeiten hat auch das Schminken erlaubt, unvorhergesehenes Erröten unter dicken Schichten von Make-up zu verstecken. Eine unserer Patientinnen verriet uns ihren persönlichen Trick, um das Erröten zu verdecken:

Ich habe immer ein Papiertaschentuch in Reichweite. Sobald ich anfange zu erröten, mime ich einen Niesanfall und schnaube energisch ins Taschentuch. Die Leute sind dann nicht verwundert, wenn mein Gesicht hinterher ganz rot ist ... Lieber sollen sie mich für chronisch verschnupft halten!

An Erythrophobie leidende Menschen fürchten sich besonders vor Situationen wie etwa dem Besuch eines Friseursalons. Unablässig vom Friseur angeschaut zu werden und sich je nach Anzahl der Spiegel in doppelter, dreifacher oder vierfacher Ausführung immer stärker erröten zu sehen – das ist eine harte Prüfung! Ist das Erröten erst einmal aufgefallen, kann es zum Gegenstand von Spott oder Verdächtigungen werden. Jeder kennt Bemerkungen wie »Du bist ja rot wie eine Tomate!«, die oft auf Schulhöfen zu hören sind und den anderen noch mehr erröten lassen sollen ...

Die wichtigsten Kennzeichen der Erythrophobie sind also: in sozialen Situationen, in denen einer dem Blick des anderen ausgesetzt ist, kommt es leicht zum Erröten; die betroffene Person kann ihr Erröten nicht kontrollieren; Kontrollbemühungen und Bemerkungen aus der Umgebung verschärfen das Phänomen noch; man grübelt den tiefliegenden Ursachen seines Errötens nach (»wie ein Buckliger, der nicht mehr an seinen Buckel denken will«, sagte ein Patient zu Beginn unseres Jahrhunderts[20]); auslösend wirken manchmal absurde Kleinigkeiten und Situationen, die das Individuum gar nicht direkt betreffen (»Wenn man zum Beispiel von einer Missetat spricht, erröten sie, als wären sie schuldig«[21]). In bestimmten Fällen kann es sogar zum Erröten kommen, wenn die Person allein ist. Es genügt, daß sie sich an eine peinliche Situation erinnert oder an eine Sache denkt, die noch auf sie zukommt und schon im voraus Verlegenheit erzeugt.

Tatsächlich scheint es, als könnte jede Emotion, jede Peinlichkeit, ja selbst der Schatten einer Verlegenheit, bei dafür anfälligen Leuten ein Erröten auslösen. Rousseau beschrieb in seinen *Bekenntnissen* einen solchen Fall von Erröten aus Identifikation mit einem anderen und der daraus resultierenden Verlegenheit: »Während er ihnen seine Lügen auftischte, wurde ich rot, ich schlug die Augen nieder, höchste Qual ergriff mich [...]. Auf der Straße merkte ich, wie schweißgebadet ich war, und wäre ich vor meinem Fortgehen erkannt und angesprochen worden, so hätte man an mir gewiß die Scham und Verwirrung eines Schuldigen ausgemacht, nur weil ich schon im voraus die Strafe fühlte, welche dieser arme Mann, würde seine Lüge aufgedeckt, zu erleiden gehabt hätte.« Man kann sich vorstellen, daß man in solchen Fällen lieber nicht an einen Lügendetektor, wie er in manchen amerikanischen Bundesstaaten verwendet wird, angeschlossen werden sollte: die simple Furcht vor dieser Art von Überprüfung würde genügen, damit jeder von sozialer Angst Betroffene als schuldig hoch drei dastünde!

Haben die physiologischen Reaktionen bei emotionaler Erregung einen Sinn?

Woher kommen eigentlich das Erröten und andere physische Manifestationen? Um das zu verstehen, müssen wir uns damit befassen, welche typischen Vorgänge in Streßsituationen die Spezialisten aufgedeckt haben.[22] Ist man mit einer streßerzeugenden Situation konfrontiert, reagiert der Organismus auf sehr archaische Weise, um sich für deren Meisterung zu wappnen. Er löst die Ausschüttung verschiedener chemischer und hormoneller Substanzen, z.B. des Adrenalins, aus. Das bewirkt einen beschleunigten Puls und eine schnellere Atmung; die Gefäße weiten sich, um die sich anspannenden Muskeln besser mit Blut zu versorgen. Eigentlich sind wir dann bereit für einen physischen Einsatz. Als streßerzeugende Situationen noch Gefahren für den Körper darstellten – so bei unseren Höhlenmenschen-Vorfahren, wenn sie einem Raubtier oder einem Artgenossen gegenüberstanden –, bereitete uns diese Reaktion im Grunde auf Kampf oder Flucht vor. Weitere Reaktionen fallen beim Menschen weniger auf, können aber bei Tieren, die eine solche Streßreaktion zeigen, beobachtet werden. Dazu zählen das Sträuben der Haare und die Verfärbung bzw. Schwellung bestimmter Körperteile, die dadurch größer oder erschreckender als zuvor erscheinen und wahrscheinlich den Feind in die Flucht schlagen sollen.

Der Mensch ist heutzutage mit bedrohlichen Situationen konfrontiert, die eher symbolischer als physischer Natur sind. Das trifft vor allem auf die sozialen Situationen zu. Hier sind unsere Alarmreaktionen nicht nur unnütz, sie wirken sogar zusätzlich destabilisierend. Allerdings wird mitunter behauptet, das Erbleichen stelle ein Symptom der Vorbereitung zum Kampf dar, während das Erröten eher von einer für die Gegenseite harmlosen emotionalen Überflutung zeuge.[23] Vielleicht ist das ja der Grund, weshalb man Leuten, die rot werden, so zusetzt, während ein Erbleichen eher für Beunruhigung sorgt?

In bestimmten Fällen können derartige Reaktionen durchaus eine Funktion haben. Manche Schauspieler oder Conférenciers geben immer dann ihr Bestes, wenn sie gestreßt sind, wenn sie Lampenfieber haben. Ihr pochendes Herz, das Hitzegefühl in ihrem Körper und die geröteten Wangen wirken für sie als wohltuender Stimulus. Die emotionalen Reaktionen haben ihre Funktion erfüllt: sie haben sie darauf vorbereitet, wirkungsvoll zu handeln und sich selbst zu übertreffen. Die berühmte Kurve von Yerkes und Dodson, die wie ein kopfstehendes U aussieht, zeigt uns, wie ein physiologischer Alarmzustand bis zu einer bestimmten Stärke leistungsfördernd wirkt, während er über diese Schwelle hinaus die Leistung beeinträchtigt. Wohldosiertes Lampenfieber kann also die geistige Beweglichkeit und den Erfindungsreichtum stimulieren; wird es aber immer stärker, blockiert und verlangsamt es die Fähigkeiten des Vortragenden.

Auf diesem Gebiet sind noch genauere Untersuchungen nötig. Es gibt wahrscheinlich starke individuelle Unterschiede: manche Leute nehmen ein bestimmtes physisches Angstniveau als Ansporn wahr, während es für andere das Signal zur völligen Auflösung ist. Diese Erscheinung ist bereits an Sportlern nachgewiesen worden.[24] Solche individuellen Unterschiede hängen noch von zahlreichen anderen Faktoren ab; so hat eine Studie an Athleten verschiedener Disziplinen (Skisportler, Basketballspieler, Crossläufer etc.) gezeigt, daß die besten Leistungen durch folgenden Cocktail erreicht werden: ein hohes Maß an Selbstvertrauen, starke physische Angst und bange Gedanken.[25] Anders ausgedrückt: die Art und Weise, in der das Individuum seine Symptome von Emotionalität wahrnimmt und handhabt, kann seine Leistung entweder ankurbeln oder aber lähmen.

Man muß übrigens anmerken, daß Anzeichen von Emotionalität in früheren Epochen eher akzeptiert wurden; sie wurden nicht unbedingt als Ausdruck von Schwäche oder verletzlichem Temperament verstanden. In der Romantik wimmelt es von männlichen Helden, die ihre »Zustände« haben, und im Mittelalter zögerten die Ritter nicht, für ein Ja oder ein Nein dahinzuschmachten ... Doch heutzutage ist *self-control* angesagt. Emotionalität in einer sozialen Situation (Vorstellungsgespräch, Ansprache usw.) wird nur zu schnell mit allgemeiner Mangelhaftigkeit des Individuums gleichgesetzt – oder zumindest ist es das, was die von sozialer Angst Betroffenen ungemein fürchten!

Emotionalität ist bei Frauen allerdings besser gelitten als bei Männern; dort zögert man nicht, sie auf gewisse Weise auch reizvoll zu finden. Das bringt uns vielleicht auf eine andersgeartete Erklärung für das Erröten. Die Psychoanalytiker haben nicht versäumt, es mit sexuellen Wünschen in Verbindung zu bringen, indem sie einer jeden Erythrophobie mannigfaltige Triebbedeutungen zuschrieben ...

*

Das gesamte emotionale Durcheinander, welches wir gerade skizziert haben, führt natürlich zu einer Art linkischem Benehmen: die Gesten wirken nicht mehr natürlich, sondern steif und eingeengt, als wollte sich die Person zurücknehmen, oder aber sie sind recht exzessiv, als wollte sie sich durch weit ausgreifende Bewegungen Selbstsicherheit einflößen. So hat Catherine Deneuve in einem Interview auch das Lampenfieber definiert: »Eine Sache, die nichts zu tun hat mit dem Schwierigkeitsgrad, die man nicht unter Kontrolle bekommt und die Sie bestimmt auch kennen: diese übernervösen Gesten und das Herz, das zu schnell schlägt.«[26] Unter solchen Umständen sind häufig die als »parasitär« bezeichneten Gesten zu beobachten: die Hand, die zum Gesicht geführt wird (ans Ohr, in den Nacken, vor den Mund, an die Nase ...), das Herumfummeln an diversen Gegenständen (am Stift, am Hemdkragen ...) oder Körperteilen (etwa am Handgelenk oder in den Haaren). Verhaltensforscher weisen auf die weltweite Verbreitung dieser Symptome von Eingeschüchtertsein hin.[27] Auch das Denken ist dann aus der gewohnten Bahn geraten: man verspürt eine totale Leere im Gehirn, oder man hat im Gegenteil das Gefühl einer unkontrollierbaren Beschleunigung der Denkprozesse.

Kapitel III

Das Durcheinander im Verhalten

»Und der Blick, den er mir zuwarf, ließ mich die Augen vor Scham niederschlagen.«
Guillaume Apollinaire

Hier der Bericht von Jean-Luc (50), Unternehmensleiter:

Ich weiß nie, was ich auf Cocktailpartys sagen soll; ich habe den Eindruck, mich wie ein Blödmann zu benehmen: ein vages und maskenhaftes Lächeln im Gesicht, Hände, die nicht wissen, was sie tun sollen. Was antwortet man auf die Banalitäten, die rings um den Desserttisch hervorgebracht werden? Andere Banalitäten, werden Sie mir sagen ... Aber ich habe Angst, daß meine noch banaler sein könnten, über das erträgliche Maß hinaus banal – wissen Sie, so eine Art von Aussprüchen, bei denen Ihre Gesprächspartner sofort denken: »Was für ein öder Typ! Wie kann es bloß derart langweilige Leute geben?« So fange ich nach einer Weile an, mich abseits zu halten, und werde immer verlegener. Um das zu verbergen, setze ich je nach Lage der Dinge entweder den beunruhigten Blick des Geschäftsmannes auf, den seine Sorgen daran hindern, den Abend zu genießen, oder ich schaue gelangweilt drein wie jemand, der interessantere Dinge zu tun hat. Aber ich glaube, daß ich eher wie ein armer Idiot wirke, der nicht weiß, wie er sich in solche Abendgesellschaften einfügen soll, und der den anderen nichts Interessantes zu sagen hat. Schließlich, wenn ich mir alle Bilder an den Wänden bis ins kleinste angeschaut habe, alle Bücher der Bibliothek und alle Nippsachen in den Vitrinen und Regalen, versuche ich, meinen ganzen Mut zusammenzunehmen, um mich zu verabschieden. Aber das ist auch nicht gerade einfach! Wer so früh geht, macht unweigerlich auf sich aufmerksam oder verärgert die Gastgeber – manchmal widerfährt ihm sogar beides zugleich! Aus diesem Grund sage ich mir, daß man all das am besten verhütet, indem man keine Einladungen mehr annimmt. Ich frage mich wirklich, ob es mit mir nicht eines Tages dahin kommen wird ...

Clémence (22), Studentin, erzählt:

Mein Problem ist, daß ich nicht die bin, für die mich alle halten. Wenn sie wüßten, daß ich trotz meiner kühlen Art hypersensibel bin, daß hinter meinen Entschuldigungen und meinen Absagen auf Einladungen die Angst steht, mich fehl am Platze zu fühlen, daß sich hinter meinen Anfällen von schlechter Laune die Furcht verbirgt, nicht geliebt und respektiert zu werden ... Aber das ist stärker als ich; ich verhalte mich niemals ganz normal und einfach. Bei mir gibt es nichts Spontanes. Alles wird zu einer ganzen Geschichte, alles verkompliziert sich ...

Angstvolle Verlegenheit und die physiologischen Reaktionen in bestimmten Situationen beeinflussen tiefgreifend das Benehmen und die Haltung des einzelnen. Der erste große Typ von Verhaltensäußerungen ist die Unbeholfenheit in der Kommunikation. Ebenso wichtig ist die Neigung, gefürchtete Situationen von vornherein zu umgehen oder ihnen zu entfliehen, und der Rückgriff auf ein unangemessenes und wenig wirkungsvolles Kontaktverhalten, das entweder allzu gehemmt oder im Gegenteil übermäßig aggressiv ausfällt.

Panik an Bord!

»Mit siebzehn«, erzählte Serge Gainsbourg, »war ich mal beim Doktor, und er begleitete mich noch ins Treppenhaus. Ich sagte zu ihm: ›Auf Wiedersehen, Fräulein‹, dann: ›Guten Tag, mein Herr, keine Ursache‹, und als ich mit meinem Latein am Ende war, wischte ich mir die Füße auf der Filzmatte ab.«[28]

Auf die durch soziale Angst hervorgerufene Zerrüttung der Beziehungsfähigkeit ist man schon seit langem aufmerksam geworden. Sie umfaßt zwei wichtige Tendenzen: die Neigung zu Beschleunigung und fieberhafter Betriebsamkeit sowie die Neigung zum Erstarren und zur Verlangsamung. Das häufige Ineinandergreifen dieser Tendenzen führt zu linkischem Auftreten und manchmal zu völlig unangebrachtem Benehmen.

Die Unbeholfenheit der von sozialer Angst Betroffenen ist oft Gegenstand von Karikaturen gewesen. Sie entspricht der inneren Anspannung dieser Personen, ihren Befürchtungen und manchmal ihrem Wunsch, alles richtig machen zu wollen. Das ergibt ein explosives Gemisch aus Eifer und Überstürzung, wobei alles von dem angespannten Zustand durchsetzt wird. Pierre Richard hat in den meisten seiner Filme (so im berühmten »Ich bin schüchtern, aber in Behandlung«) diesen Zustand perfekt zum Ausdruck gebracht. Auch Woody Allen stellt Verhaltensweisen von Menschen, die unter sozialer Angst leiden, vollendet dar. Eine höchst komische Szene in »Mach's noch mal, Sam« dreht sich um die Vorbereitungen eines Mannes, der bei sich zu Hause den Besuch einer schönen jungen Frau erwartet. Als sie endlich klingelt, bringt er nur noch unbestimmte Knurrlaute und völlig abgehackte Gesten zustande. Die Schallplatte, die er in der linken Hand hält, als er seine Besucherin hereinbittet, rutscht aus ihrer Hülle und segelt durch die Wohnung; er selbst heißt seinen Gast mit einer Art linkshändigem Hitlergruß willkommen usw.

Solch ein fieberhafter Zustand kann sich in einer Reihe von Erscheinungsformen äußern. Einer unserer Freunde beschleunigte in streßerzeugenden sozialen Situationen jedesmal seinen Wortausstoß auf spektakuläre Weise. So konnte seine Umgebung gut feststellen, wie stark seine Anspannung war. Ein anderer Freund tritt immer sehr ungeschickt auf und leistet sich einen Schnitzer nach dem anderen, sobald er verschüchtert ist. In einer Abendgesellschaft wird man stets jemanden finden, der das Champagnerglas über seine Schuhe oder die des Gastgebers schüttet und damit die amüsierten Blicke aller Anwesenden auf sich zieht. Sportlern ist dieses Phänomen besonders vertraut in Situationen, wo der Gegner sie beeindruckt, oder selbst, wenn alles so aussieht, als könnten sie ihn schlagen. Wie viele ältere und erfahrene Spieler haben nur dadurch triumphiert, daß ihre jüngeren und eigentlich begabteren Gegner plötzlich von unglaublichem Ungeschick befallen wurden, von einer »Angst vor dem Sieg«, wie es unter Sportlern heißt!

Das Erstarren ist eine andere Art der Beeinträchtigung der kommunikativen Fähigkeiten. Überlegen, reden, handeln – all das erfordert plötzlich riesenhafte Anstrengungen, ganz wie es folgender Bericht schildert:

Es ist, als ob eine bleierne Hülle über mich fallen würde. Ich bin mit guten Vorsätzen angekommen: diesmal gebe ich mir Mühe, ich werde mit den anderen reden, ich werde mich integrieren ... Und dann, ohne daß mir klar ist weshalb, wegen einer Nichtigkeit, vielleicht wenn auf eine meiner Fragen keiner antwortet oder ein Augenpaar sich von mir abwendet, dann fühle ich mich plötzlich schwerer und schwerer, immer weniger zum Sprechen motiviert; die Unterhaltung geht ohne mich weiter, und ich beginne, das Leben unter Menschen als Zwang zu empfinden; ich sage mir, daß die anderen den Abend auch ohne mich bestreiten könnten ... Von diesem Punkt an ist alles verdorben, und es fällt mir sehr schwer, wieder den Anschluß zu finden. Selbst wenn sich die Konversation zufällig in meine Richtung dreht, habe ich Mühe, wieder einzusteigen ...

Auch Benjamin Constants Romanheld Adolphe legt von einem solchen Phänomen Zeugnis ab: »Alle meine Sätze blieben mir an den Lippen hängen oder bekamen ein anderes Ende, als ich vorgesehen hatte.«

Eine unkontrollierte Beschleunigung des Denkens (»In diesen Momenten dreht mein Gehirn durch und gerät völlig außer Kontrolle; fünfzig Gedanken, Bilder und Eindrücke pro Minute drängen sich meinem Bewußtsein auf – ganz wie ein Motor, der übertourig läuft, wenn das Gaspedal klemmt und man es nicht mehr lösen kann ...«) und eine Betäubung der mentalen Prozesse wechseln einander ab oder überlagern sich und beeinträchtigen so unser soziales Leistungsvermögen. Fieberhafter Eifer und Erstarrung stimmen übrigens völlig überein mit zwei Tendenzen, die von Streßforschern beschrieben wurden: in einer streßerzeugenden Situation versuchen die Individuen entweder, um jeden Preis die Kontrolle zu behalten, oder aber sie resignieren und lassen die Dinge über sich ergehen.[29]

Wenn wir in bestimmten Situationen eine starke Angst verspüren und wenn diese unser Verhalten und unsere Kommunikationsfähigkeit so sehr beschädigt, daß wir nicht mehr wir selbst sind, daß wir unsere Interessen nicht mehr vertreten und unsere Ideen nicht mehr mitteilen können – wozu werden wir neigen? Wir werden verständlicherweise den Wunsch verspüren, solche Situationen zu meiden, indem wir uns von vornherein vor ihnen hüten oder indem wir ihnen entfliehen, falls wir sie nicht umgehen konnten.

Das *Vermeiden* ist ein weitverbreitetes Verhalten. In manchen Fällen ist es gerechtfertigt und heilbringend, denn was nützt es, wenn wir uns in Aktivitäten stürzen, zu deren Bewältigung uns die Mittel fehlen? »Die Hauptsorge des Schüchternen liegt darin, die Gelegenheiten zu meiden, in denen sich seine Schüchternheit zeigt«, schrieb Paul Hartenberg. In anderen Fällen wirkt das Vermeiden weniger störend, nämlich wenn es nur wenige Situationen betrifft oder solche, die für unser tägliches Leben nicht sonderlich notwendig sind: So bei der Furcht, vor einem Publikum sprechen zu müssen, die, wie wir schon gesehen haben, bei unseren Mitmenschen wahrscheinlich am weitesten verbreitet ist. Sie erweist sich in manchen Lagen gewiß als hinderlich, verdirbt einem jedoch nicht das Alltagsleben. Außerdem können wir in vielen Fällen, wenn unsere Interessen auf dem Spiel stehen, alle inneren Ressourcen zusammenkratzen, um der Situation die Stirn zu bieten und so »das Vermeiden zu vermeiden«, wie es ein Patient scherzhaft ausdrückte.

Ich habe einen Horror davor, in Geschäften oder Restaurants etwas zu reklamieren. Aber wenn ich dazu gezwungen bin, etwa im Beisein von Personen, vor denen ich nicht das Gesicht verlieren darf, bei Kunden oder schönen Frauen zum Beispiel, dann rufe ich doch den Ober, damit er eine andere Flasche Wein bringt oder die überlaute Beschallung zurückdreht … Alles Dinge, die ich nicht tun würde, wenn ich allein wäre. Oftmals kann ich auch bestimmte Schritte in Angriff nehmen, wenn ich sie für andere

Leute erledige: es macht mich sehr verlegen, für mich selbst Geld zurückzufordern, aber wenn ich es für einen Dritten verlange, ist es leichter.

Bisweilen betrifft das Vermeiden aber auch wichtige Situationen, und dann wird es zum Hindernis. Für die sehr zahlreichen Personen, die es vermeiden, vor einem Publikum das Wort zu ergreifen, ist ihre Furcht so lange kein Problem, wie ihr Beruf ihnen derartige Situationen erspart. An dem Tag, an welchem man ihnen eine Beförderung in Aussicht stellt, die mit der Leitung vieler Versammlungen verbunden sein würde, kann es geschehen, daß sie ablehnen müssen – aus Gründen, die sie nicht eingestehen. Aus denselben Gründen wagen sich viele Menschen auch nicht zu einem Rendezvous: Wie soll man jemanden verführen, wenn man sich ungeschickt und dämlich anstellt?

Kann bereits das Vermeiden wie ein Gift sein, so gehorcht das *Entfliehen* einer noch extremeren Logik: wenn man eine angstmachende Situation nicht umsteuern oder voraussehen konnte und nun die Panik in sich aufsteigen fühlt wie eine schreckliche Woge, die auf ihrem Weg alles mitreißen wird, dann versucht man zu fliehen. Diese Versuchung taucht in den Erfahrungsberichten zahlreicher Patienten auf: »Ich hätte mich in einem Mauseloch verkriechen mögen«, »Am liebsten hätte ich mich in Luft aufgelöst«, »Hätte ich doch nur wie ein Irrsinniger wegrennen können« … Zahlreiche überstürzte Abreisen oder bizarre Verhaltensweisen finden so ihre Erklärung.

Eine Patientin erzählte uns etwa, wie sie Angst in sich aufsteigen fühlte, als sie beim Optiker eine Brille aussuchte:

Ich begann zu spüren, daß es nicht normal lief, ich fühlte mich sonderbar, und ich bin sicher, daß er es bemerkte, denn auch er wirkte mehr und mehr verlegen. Deshalb hatte ich nur eins im Sinn: fertig zu werden. Ich nahm irgendein Modell, das ich gerade auf der Nase hatte, schrieb meinen Scheck aus und hastete stammelnd davon. Erst zu Hause gelang es mir, mich zu beruhigen, und da merkte ich plötzlich, daß ich meine tolle Brille inzwischen verloren hatte! Ich habe niemals erfahren, wo sie geblieben ist; den Optiker wagte ich nie wieder anzurufen; vielleicht habe ich sie ganz einfach auf der Straße verloren – ich war wirklich in einem solchen Zustand …

Das Szenario ihrer Schwierigkeiten hat sie übrigens selbst großartig zusammengefaßt:

Ich tue alles, um soziale Kontaktsituationen von vornherein zu vermeiden. Wenn mir das nicht glückt und ich mich in die Enge treiben lasse, versuche ich unter irgendeinem Vorwand zu entfliehen. Mitunter ist das Fliehen aber peinlicher als das Bleiben, und dann bleibe ich eben. Doch dann mache ich mich so klein wie möglich und bin dabei völlig gehemmt.

In manchen Fällen kommt es schließlich zur *Flucht nach vorn*. Man wählt ein Verhalten, das genau das Gegenteil von dem ist, welches man spontan gezeigt hätte. So gibt man sich auf einem Empfang gegenüber Unbekannten oder Vorgesetzten übermäßig familiär und riskiert, sich darüber am nächsten Morgen zu Tode zu schämen und nur mit allergrößter Pein den Leuten, vor denen man eine solche Show abgezogen hat, wieder unter die Augen zu treten.

Zu dieser Kategorie von Verhaltensweisen gehört auch systematischer Humor in der Art einer Selbstverspottung. Er gestattet, mit anderen Leuten dennoch Kontakt aufzunehmen, aber eine zu große Nähe zu vermeiden, indem man jedes kritische Urteil umschifft oder seine Spuren zumindest so tüchtig verwischt, daß man nicht mehr angreifbar wird und sich fast verflüchtigt.

Endlich muß man hier auch die Imponierhaltungen aufführen, etwa die mit einer Zigarette. Man beobachte nur auf einer Abendgesellschaft, bei der viele Anwesende einander nicht kennen, wann jemand eine Zigarette anzündet. Das geschieht nämlich oft dann, wenn er einen Raum betreten und seinen Blick über die unbekannte Menge schweifen lassen hat oder bei den ersten Worten, die er mit einem dieser Unbekannten wechselt. Wenn er sich eine Zigarette ansteckt, mit ihr herumhantiert, sie zum Mund führt und sich in Positur stellt, sind das alles Verhaltensweisen, mit denen er seine soziale Angst kleinhalten kann. Hinter manchen unserer (schlechten) Angewohnheiten verbirgt sich nämlich im Grunde ein solches Angstgefühl. Ach, sich einmal wie der Marlboro-Cowboy fühlen!

Der Igel und die Fußmatte

Soziale Angst bringt auch den Umgangsstil der betroffenen Person durcheinander, oft ruft sie Verklemmtheit hervor oder auch eine unangemessene Aggressivität.

Ganz oft traue ich mich nicht zu sagen, was ich denke; die Idee ist da, aber ich spreche sie nicht aus; ich möchte etwas haben, aber frage nicht danach; ich denke nein und sage ja …

Wenn ich bei einer Unternehmung meiner selbst nicht sicher bin, nehme ich, ohne es zu merken, einen autoritären Ton an. Wahrscheinlich versuche ich damit unbewußt, meine Gesprächspartner zu beeindrucken. Ich glaube sowieso, daß viele aggressive Leute in Wahrheit an sich selbst zweifeln …

Der Streß bereitet unseren Körper auf Flucht oder Kampf vor. Es erstaunt also nicht, daß wir in allen soziale Ängste auslösenden Situationen spontan dazu neigen, entweder völlig gehemmt zu sein oder aber anzugreifen.[30]

Einem Arzt aus unserem Freundeskreis, der in seiner Sprechstunde völlig locker und leistungsfähig ist, wird in der Nachbarschaft einer schönen Frau ganz unbehaglich zumute. Eine Freundin, die Künstlerin ist, wagt es nie, über Geldfragen zu sprechen, wenn man bei ihr ein Bild bestellt, und noch weniger traut sie sich, bei säumigen Zahlern ihr Geld einzufordern. Auf Vernissagen hingegen ist sie völlig entspannt; dort vermag sie zu brillieren. – Dieselben Umstände können bei anderen Menschen ein aggressives Verhalten auslösen, welches dem gleichen inneren Unbehagen entspringt. So kann eine junge Frau, die sich im Beisein von Männern befangen fühlt, ihnen gegenüber eine sehr aggressive Haltung einnehmen, um sie auf Distanz zu halten, und einer unserer Patienten konnte verliehenes Geld oder verborgte Sachen nicht anders zurückfordern als auf sehr barsche Weise. Das war nicht nach dem Geschmack seiner Gesprächspartner, die den unangenehmen Eindruck gewannen, als potentielle Betrüger behandelt zu werden …

Solche Verhaltensweisen à la »Fußabtreter« oder »Igel« können unter unterschiedlichen Umständen bei derselben Person auftreten. Manche soziale Angst erzeugenden Situationen lösen Gehemmtheit aus, andere Aggressivität. Alles hängt davon ab, wie man die Erwartungen der anderen und die sozialen Zwänge der Situation einschätzt. Marcel Proust hat dieses Phänomen in der Figur des Doktor Cottard aus dem Roman *Auf der Suche nach der verlorenen Zeit* subtil erfaßt: »Außer bei den Verdurins, die für ihn schwärmten, hatte sich Cottard mit seiner zögerlichen Art, seiner Schüchternheit und ausufernden Freundlichkeit ständig Sticheleien eingehandelt. Welcher barmherzige Freund mochte ihm zu einem eisigen Auftreten geraten haben? Sein Rang erleichterte es ihm, eine solche Haltung anzunehmen. Überall, außer bei den Verdurins, wo er instinktiv wieder er selbst wurde, zeigte er sich kalt und absichtlich schweigsam; wenn er sprechen mußte, duldete er keinen Widerspruch und vergaß nicht, unangenehme Bemerkungen einzustreuen. Diese neue Haltung konnte er vor Patienten erproben, die ihn noch nie gesehen hatten und daher keinen Vergleich anstellen konnten; sie hätten mit einigem Erstaunen erfahren, daß er kein Mann von natürlicher Grobheit war.« Auch Rousseau hat in seinen *Bekenntnissen* beschrieben, wie er sich schließlich eine schützende Maske zulegte, um seine soziale Angst zu verbergen: »Da meine dumme und jämmerliche Schüchternheit, die ich nicht zu besiegen vermochte, auf der Furcht beruhte, es an Schicklichkeit fehlen zu lassen, beschloß ich, diese Schicklichkeit mit Füßen zu treten und dergestalt kühner zu werden. Ich nahm vor lauter Scham eine zynische und beißende Art an; ich gab vor, die Höflichkeit, welche ich nicht zu praktizieren wußte, geringzuschätzen.«

Wie man sieht, kann sich soziale Angst tiefgreifend auf das tägliche Leben der betroffenen Personen auswirken. Die Verlegenheit ist mehr oder weniger markant, je nach der Intensität der Befürchtungen, der Anzahl der gefürchteten Situationen und der Form der empfundenen sozialen Angst, aber im Grunde bleibt sich das Problem gleich: man vermeidet das, was man fürchtet, und je mehr man es vermeidet, desto stärker fürchtet man es. So finden sich Senecas Worte bestätigt: »Nicht weil eine Sache schwierig wäre, wagen wir uns nicht an sie heran. Gerade weil wir uns nicht an sie heranwagen, wird sie schwierig.«

Kapitel IV

Sturm unter der Schädeldecke

»Denn siehe, Herr, sie lauern auf meine Seele; die Starken sammeln sich wider mich ohne meine Schuld und Missetat.«

Psalm 59

Laurent (36), Bauleiter beim Tiefbau, erzählt:

Es ist unglaublich, wie ich mir das Leben schwermachen kann … Ich frage mich pausenlos, ob das, was ich getan habe, gut ist, welchen Eindruck die anderen von mir haben mögen, ob ich dies oder jenes nicht hätte anders sagen sollen, wie die Leute auf meine Taten und Gesten reagieren werden … Meine Frau sagt mir immer, daß ich lieber ein bißchen leben solle, statt mich um all diese Fragen zu scheren. Aber es ist stärker als ich, und ich kann meine Art zu denken nicht ändern, meine Neigung, alles negativ zu interpretieren und lauter unangenehme Dinge vorauszusehen …

Adeline (39), Händlerin, berichtet:

Mir fehlt es an Selbstvertrauen. Ich gerate schon bei der allerkleinsten Aufgabe, bei jeder winzigen Besorgung in Zweifel, ich frage mich stets, ob ich es wohl bewältigen kann. Selbst wenn mich jemand ermutigt, macht mich das nicht ruhiger – es kommt nämlich aus meinem Innern, es steckt in meinem Kopf …

Benoît (47), Lehrer:

Ich habe immerzu das Gefühl, beurteilt zu werden und im Blickpunkt zu stehen. Ein Blick, ein Lächeln, ein Schweigen, und ich fühle mich destabilisiert. Jedes Mal ist es mir, als müßte ich eine Prüfung ablegen, als wäre ich an irgend etwas schuld …

Ysée (23), Studentin:

Ich habe absurde Ängste: Angst vor der Fangfrage, wenn ich einen Kurzvortrag halten muß; Angst, daß jemand nein sagt, wenn ich um etwas bitte ... Ich kann diese idiotischen Befürchtungen über die anderen nicht niederhalten, die Angst vor ihren Antworten, vor ihrem Lachen, sogar vor ihrem Schweigen ...

Soziale Angst ist mit einem ganzen Bündel spezifischer Wahrnehmungen der eigenen Person und der uns umgebenden Welt verknüpft. Was geht uns in einer sozialen Kontaktsituation durch den Kopf? Auf welche Weise ermutigen uns unsere Überlegungen, oder wie untergraben sie unsere Chancen, erfolgreich zu kommunizieren? Wie nehmen wir die Dinge wahr, und wie analysieren wir sie? Welche Schlüsse ziehen wir aus unseren Wahrnehmungen? Welche Vorgehensweise, welches Verhalten setzen wir schließlich in Gang, um uns an die Situation anzupassen? Dieses Ensemble von Gedanken wird von der kognitiven Psychologie detailliert untersucht. Die Psychoanalyse befaßt sich vor allem mit dem Warum eines Problems; die kognitive Psychologie steckt sich das bescheidenere Ziel, die Frage nach dem Wie zu beantworten. Diese pragmatischere Herangehensweise scheint die besten Chancen für persönliche Veränderungen zu eröffnen.

Was ist eine Kognition? Ganz einfach ein Gedanke, ein automatischer Gedanke, der sich dem Bewußtsein einer Person in Verbindung mit dem, was sie gerade erlebt, aufdrängt. Es ist gewissermaßen ihr innerer Diskurs, die Art und Weise, in der sie zu sich selbst spricht. Das kann so aussehen: »Jetzt haben sie gemerkt, wie meine Hände zittern«, »Das schaffe ich niemals«, »Sie findet mich bestimmt sonderbar«, »Mir fällt keine interessante Bemerkung ein«, »Ich werde mir einen abstottern«, »Man wird mich nie wieder einladen«, »Ich habe mich lächerlich gemacht«, »Das hätte ich nicht sagen sollen« usw.

Die Kognitionen entsprechen einer Art innerem Monolog des Individuums. Daher bezeichnet man sie bisweilen auch als Selbstverbalisierungen. Sie stellen sich quasi reflexartig als Antwort auf bestimmte Situationen ein, die vom Individuum gefürchtet werden. Sie drängen sich dem Bewußtsein beinahe wie Gewißheiten auf und wirken plausibel, nicht wie hypothetische Einschätzungen, die sie in Wahrheit sind. Sie erscheinen unabsichtlich und automatisch und bedürfen keiner Bewertung durch das Individuum. Man ist sich ihrer mehr oder weniger bewußt; manchmal nimmt man sie so undeutlich wahr wie ein Geräusch, das aus den Tiefen des Denkens aufsteigt. Sie sind auch rekurrent, das heißt, sie tendieren dazu, sich immer aufs neue im Bewußtsein des Individuums breitzumachen, selbst wenn die Tatsachen sie längst widerlegt haben. Sie kennzeichnen also letztendlich einen typischen Denkstil in Reaktion auf gewisse Situationen. Um sie zu verändern, sind beträchtliche Anstrengungen vonnöten.

Im Bereich der sozialen Angst spielen diese Kognitionen eine äußerst wichtige Rolle. Wir haben bei den physiologischen Manifestationen in beängstigenden Situationen schon vom Verrat des Körpers gesprochen – hier könnte man von einem »Sturm unter der Schädeldecke« reden. Sind wir mit furchteinflößenden sozialen Situationen konfrontiert, nimmt der Tumult der Gedanken bisweilen tatsächlich beachtliche Ausmaße an.

Die kognitiven Therapien, auf die wir später eingehen werden, stellen sich die Aufgabe, die von sozialer Angst betroffenen Menschen dazu zu bringen, ihre Kognitionen besser zu kontrollieren. Aber der erste Schritt auf diesem Wege wird sein, daß man sie zu identifizieren lernt.

Die Hitparade des negativen Denkens

Grundlegende Untersuchungen an Personen, die unter sozialer Angst litten, haben es möglich gemacht, die häufigsten psychischen Symptome herauszustellen[31]: die Furcht, sich im Brennpunkt des Interesses der anderen wiederzufinden; das Gefühl, beobachtet und bewertet zu werden, und der Gedanke, diese Bewertung würde negativ ausfallen; ein übersteigertes Empfinden der eigenen Verletzlichkeit: man fühlt sich transparent für den Blick der anderen, man hält sich für wenig befähigt, sich selbst zu schützen und zu verteidigen, für ungeschickt, wenn es darum geht, sich selbst oder eine Situation unter Kontrolle zu bekommen, für wenig leistungsfähig; die Anforderungen in einer bestimmten Lage oder Beziehung werden überschätzt; man hat das Gefühl einer latenten oder potentiellen Aggressivität der Mitmenschen: der andere ist mächtiger und kompetenter, er kann uns verbal oder ganz handfest angreifen; man achtet übermäßig genau auf die eigenen Angstsymptome.

Kann man die hauptsächlichsten Kognitionen der an sozialer Angst leidenden Menschen klassifizieren? Hört man einer solchen Person bei der Schilderung ihrer Erfahrungen zu, wird man feststellen, daß ihre Überlegungen in drei Richtungen verlaufen: das, was man selbst tut, das, was die anderen denken mögen, und das, was sie tun könnten ... Es erübrigt sich hinzuzufügen, daß diese Kognitionen jedesmal einen außerordentlich alarmierenden Charakter annehmen.

Worauf sich die Kognitionen richten

Die eigene Person	*Was die anderen denken*	*Was die anderen tun werden*
Meine Stimme klingt nicht sicher genug.	Sie sehen genau, daß ich befangen bin, wenn ich vor Leuten sprechen muß.	Sie werden mir eine Frage stellen, auf die ich nicht antworten kann.
Ich zittere zu sehr.	Mein Zittern ist ihnen aufgefallen.	Sie werden eine Bemerkung darüber machen.
Ich bin uninteressant.	Sie finden mich öde.	Sie werden mich nicht wieder einladen.
Ich bin zu weit gegangen, als ich darum gebeten habe.	Sie wird mich für unhöflich halten.	Sie wird wütend werden und mich zum Teufel jagen.

Verschiedene Studien haben eine oft beobachtete Tatsache bestätigt: soziale Angst ist häufig *mit einer negativen Sicht auf die eigene Person und die eigenen Leistungen verbunden.*[32] Wer solche Tendenzen zeigt, wird an seiner Lebensweise oder seinem Verhalten zuallererst das aufspüren, was seiner Meinung nach nicht funktioniert (»Ich habe an jenem Abend nicht genug geredet«, »Ich hätte dies tun und jenes sagen sollen«); die Person wird dann dazu neigen, diesen negativen Elementen eine übersteigerte Bedeutung zuzumessen, eine ganze Tragödie daraus zu machen (»Das ist doch nicht normal, so blockiert kann wirklich nur ich sein«, »Das ist eine wahre Katastrophe«); schließlich wird sie dazu tendieren, sich in ungerechtfertigter und exzessiver Weise selbst abzuwerten und verallgemeinernde und endgültige Urteile zu fällen (»Ich bin unfähig, mich in eine Gruppe einzufügen«, »Ich bin unwichtig, ich interessiere niemanden«).

Ein Patient erzählte zum Beispiel, wie er während eines Vorstellungsgesprächs den Eindruck bekam, einen Schnitzer begangen zu haben, weil er einen Scherz über die lässige Art der Südfranzosen gemacht hatte. Von diesem Moment an ängstigte ihn der Gedanke, daß sein Gesprächspartner womöglich selbst aus dem Süden kommen könnte! Alles, was im Gespräch gut gelaufen war, rückte für ihn nun ganz in den Hintergrund, und er grübelte über seinen Fehler nach, der ihm katastrophal erschien und den er nicht würde wiedergutmachen können. Und am Ende sagte er sich, daß ihm immerzu solche blöden Äußerungen rausrutschten! Was diese kleine Geschichte angeht, so endete sie mit seiner Einstellung. Der Gesprächspartner war zwar tatsächlich in Marseille geboren, hatte die Anspielung aber überhaupt nicht beachtet!

Das Ensemble der Urteile, die wir über unsere wirklichen oder eingebildeten Kompetenzen fällen, wird von Fachleuten Selbstachtung genannt. Ein geringes Maß an Selbstachtung bereitet den Boden für zahlreiche psychische Störungen, unter welchen die Depression in vorderster Reihe steht.[33] Es leuchtet ein, daß soziale Angst eng mit einer geringen Selbstachtung verbunden ist. Die Komponenten unserer Selbstachtung sind vielgestaltig: unser äußeres Erscheinungsbild spielt mit hinein, unser schulisches oder berufliches Können, unsere körperliche Tüchtigkeit ...[34] Eine geringe Selbstachtung in der Kindheit geht oft mit sozialer Angst im Jugend- und Erwachsenenalter einher.[35] Außerdem neigen die an sozialer Angst leidenden Personen auch dazu, für sich selbst besonders hohe Leistungskriterien aufzustellen: »Zufrieden kann ich erst mit mir sein, wenn ich alle für mich interessiert habe und brillant gewesen bin ...« Die Meinung der anderen ist oft viel weniger negativ als die Selbsteinschätzung der an sozialer Angst Leidenden, aber die letzteren haben kein Ohr dafür und glauben nicht daran. Im Gegenteil, sie können die Meinung anderer ins Negative uminterpretieren (»Alles nur Mitleid oder Herablassung ...«). Dieses Merkmal kann als Unterscheidungskriterium dienen zwischen gemäßigten Formen, die noch für Ermutigungen zugänglich sind, und schweren Ausprägungen, bei denen man sich positiven Botschaften weitgehend verschließt.

Die Angst vor dem Urteil der anderen

Jeder von uns wird sich schon einmal gefragt haben: »Was denken die Leute über mich?« Das ist ganz normal, denn das Leben in der Gesellschaft erfordert ein Mindestmaß an Reflexion darüber, wie die anderen uns wahrnehmen. Man könnte sogar sagen, daß es ein grundlegendes und wohl teilweise angeborenes Kennzeichen der menschlichen Natur ist, wenn wir uns Sorgen darüber machen, was die anderen von uns denken mögen. Das erlaubt dem Individuum, in einer Gruppe zu leben und sich zu sozialisieren. Man kann sich vorstellen, wie eine menschliche Gesellschaft aussähe, aus welcher die Furcht, den anderen zu stören, von ihm zurückgestoßen oder negativ beurteilt zu werden, restlos verschwunden wäre! Bilden die von sozialer Angst Betroffenen das eine Extrem auf dieser Skala, so stehen am anderen

Ende die sogenannten Psychopathen. Solche Personen werden von den Psychologen als unempfänglich für das Urteil der anderen gekennzeichnet und als wenig befähigt zum Aufbau zufriedenstellender sozialer und zwischenmenschlicher Beziehungen. Das Problem der von sozialer Angst erfaßten Menschen ist, daß sie sich pausenlos die Frage nach der Meinung der anderen stellen. Und daß sie dazu neigen, systematisch zu antworten: »Sie denken nichts Gutes über mich, da bin ich sicher!« Rousseau stellte in den *Bekenntnissen* seinen eigenen Mühen, kühl zu überlegen, den Ansturm der dysfunktionellen Kognitionen gegenüber – »diese Langsamkeit im Denken, verknüpft mit dieser Lebhaftigkeit im Fühlen«.

Eine solche Entwicklung folgt einer gewissen Logik: das Individuum fühlt sich in einer oder in mehreren gefürchteten Situationen verletzlich; es glaubt dann, beobachtet und ausgespäht zu werden; es bildet sich ein, hinter dieser wirklichen oder angenommenen Aufmerksamkeit der anderen stünde ein Urteil über seine Taten oder seine Person; es kann sich nicht vorstellen, daß diese Wertung auch anders als negativ und kritisch ausfallen könnte.

Denkprozesse dieser Art laufen praktisch ununterbrochen ab und erhalten durch jede Kleinigkeit neue Nahrung. Man nimmt beim anderen jede Spur einer Regung wahr und interpretiert sie nachteilig als Beweis für negative Gedanken oder Wertungen. Diese negativen Elemente werden natürlich überhöht und aufgebauscht (eine auf ein Detail gerichtete Kritik wird als totale Zurückweisung aufgefaßt). Zweifelhafte und mehrdeutige Elemente werden einer potentiell feindlichen Haltung des Gegenübers zugeschrieben, so zum Beispiel das Schweigen, das von den meisten an sozialer Angst Leidenden gefürchtet wird. Sie werden dazu neigen, es im besten Fall als Zeichen für die Langeweile des Gesprächspartners und seinen Wunsch nach Rückzug zu interpretieren, im schlimmsten Fall für den Ausdruck tiefer Geringschätzung ... Sogar positive Elemente wie ein Lächeln oder eine Ermutigung können in manchen Fällen Zweifel auslösen – war das wohl ehrlich gemeint? Natürlich kommt es auch vor, daß die an sozialer Angst leidende Person recht behält. In den meisten Fällen wird sie jedoch zum Opfer ihrer zu pessimistischen Sichtweise auf die Umwelt und das eigene Innenleben.

Die Furcht vor den Reaktionen der anderen

Was wird mein Gesprächspartner in Antwort auf meine Äußerungen oder Handlungen sagen oder tun? Im Kontaktverhalten unserer Mitmenschen gibt es immer eine unberechenbare Grauzone. Das erklärt auch, weshalb soziale Angst häufiger angesichts von Unbekannten oder Gruppen auftritt: hier sind die Reaktionen schwieriger vorauszusehen. Aber auch in diesem Fall konstruiert der von sozialer Angst Betroffene auf einem Fundament verständlicher Ungewißheit ein ganzes Ensemble übermäßig angsterzeugender Kognitionen. Bei extremen Formen wie den sozialen Phobien löst der Kauf einer Baguette denselben Streß aus, als sollte man einer Unbekannten seine Liebe erklären oder einem Boxer sagen, was für ein Lump er ist!

Die Furcht vor feindseligen Reaktionen findet sich überall in den mit sozialer Angst verbundenen Kognitionen. Sie führt dazu, daß wir unsere Mitmenschen als potentiell aggressiv wahrnehmen. Die Zuhörer einer öffentlichen Ansprache werden ausschließlich als mögliche Widerredner oder Fangfragensteller aufgefaßt. Der Kellner, den wir gern wegen seiner Langsamkeit ansprechen würden, scheint uns durchaus imstande, laut und rebellisch zu werden, und dann würden sich alle übrigen Gäste umdrehen und natürlich gegen uns gemeinsame Front machen. Der Nachbar, den wir gern bitten würden, seine Hi-Fi-Anlage leiser zu stellen, könnte sich aufregen und Lust bekommen, uns die Jacke voll zu hauen ... Überaus häufig sind Kognitionen wie »Wenn ich nein sage, wird er wütend auf mich sein«, »Wenn ich nicht ganz besonders lustig bin, wird man mich nie wieder einladen« oder »Wenn ich jetzt keine Autorität zeige, wird man mich nicht respektieren«.

Die angstvolle Vorwegnahme oder: Wie man sich den ganzen Tag lang Katastrophenfilme erzählt

Soziale Angst ist häufig eine Erwartungsangst. In der Psychopathologie ist die grundlegende Bedeutung der antizipatorischen Kognitionen wohlbekannt.[36] Bei sozialer Angst laufen sie systematisch im Rahmen wahrhafter »Katastrophenszenarien« ab, die aus einer Verkettung der schlimmsten Hypothesen bestehen.

Nehmen wir an, unser Ängstlicher ist zu einem Cocktail eingeladen; er weiß nicht, was er anfangen soll, und will sich am Buffet ein Getränk holen. In diesem Augenblick baut sich in seinem Geist ein Schreckensgemälde auf:

Wenn ich ein Glas ergreife, werde ich zittern; wenn ich zittere, werden die Leute auf mich schauen; wenn sie auf mich schauen, werden sie merken, daß ich aufgeregt bin; wenn sie meine Emotionen entdecken, werden sie meinen, ich sei schwach und nicht sehr vertrauenswürdig ...

Und wenn es darum geht, in einem Restaurant um etwas zu bitten:

Wenn ich verlange, daß man mir ein anderes Steak bringt, wird der Kellner ärgerlich werden. Er wird mir laut und gereizt antworten. Alle Leute werden zu mir hinschauen und finden, daß ich übertreibe. Die einen werden lachen, die anderen tuscheln. Er wird mir kein anderes Steak bringen und mich bis zum Schluß schlecht bedienen. Er wird mich warten lassen und mir kaltes Essen an den Tisch bringen. So habe ich mich lächerlich gemacht und bin schlecht bedient worden, und alles wegen einer Kleinigkeit.

Am fürchterlichsten sind natürlich Situationen, in denen die Kognitionen des Individuums jede nur denkbare Verhaltensalternative in Richtung Katastrophe fortspinnen. So erklärte uns ein Patient, was in seinem Kopf ablief, als er sich einmal allein inmitten einer Gruppe von Unbekannten befand:

Wenn ich den Mund aufmache, riskiere ich, sie zu stören; sie werden finden, ich hätte ein unpassendes Benehmen an mir. Die Gefahr ist groß, daß sie mir nicht antworten, und ich würde wie ein Idiot dastehen. Wenn ich hingegen nichts sage, werden sie mich für introvertiert halten, für jemanden, der mit anderen Leuten nicht kommunizieren kann. Habe ich Glück, werden sie mich bemitleiden, habe ich Pech, verachten sie mich.

Etliche Schriftsteller haben diesen höllischen Mechanismus zur Erzeugung von Katastrophenbildern mit großem Talent beschrieben. Das Szenario kann sich endlos weiterentwikkeln, bis schließlich das Desaster da ist, welches meist in einer umfassenden sozialen und beruflichen Ächtung besteht … So erstaunlich es scheinen mag – diese Horrorszenarien sperren sich heftig dagegen, von den Tatsachen korrigiert zu werden, die natürlich selten so schrecklich sind, wie man es vorausgesehen hatte. Aber Astrologen und andere Hellseher haben ihre falschen Prophezeiungen ja auch schon um Jahrhunderte überdauert!

Und die Angst geht weiter!

Die kognitiven Prozesse werden in allen drei möglichen Zeitebenen auf Dauer durcheinandergebracht: vor, während und nach dem Durchleben der streßerzeugenden Situation. Eine Patientin, deren beruflicher Aufstieg es mit sich brachte, daß sie sich mit sehr vielen Kunden treffen mußte, berichtete uns: »Ich rutsche ohne Pause von der einen Angst in die nächste. Ich habe vorher Angst, ich habe Angst, wenn es soweit ist, ich habe hinterher Angst … Vorher fürchte ich, daß es schiefgehen würde. Während des Gesprächs fürchte ich, man könnte meine Erregung bemerken. Hinterher fürchte ich die Folgen meiner schlechten Leistung …«

Alles beginnt also mit einer *angstvollen Antizipation*. Antizipation ist das Phänomen, mit welchem sich das Individuum für eine Situation wappnet.[37] Krankhafte Veränderungen der Antizipation sind die Quelle zahlreicher psychopathologischer Probleme, vor allem der Angststörungen: der Ängstliche lebt fast pausenlos in der Furcht vor dem Eintreten unerfreulicher und sogar katastrophaler Ereignisse. Die von sozialer Angst Betroffenen machen da keine Ausnahme; sie produzieren reichlich solche vorwegnehmenden Kognitionen wie »Das wird schlimm ausgehen«, »Ich werde der Sache nicht gewachsen sein«, »Sie werden mir eine Frage stellen, auf die ich keine Antwort weiß«, »Sie werden unangenehm reagieren« etc.

Das Paradoxe an diesen antizipatorischen Kognitionen ist, daß sie zwar regelmäßig von der Wirklichkeit ad absurdum geführt, aber dennoch immer wieder reproduziert werden. Das Katastrophenuniversum, welches sie voraussagen, existiert nur virtuell; es baut sich aus einer Anhäufung und Aneinanderreihung der schlimmsten Hypothesen auf, und so widerlegt die Realität auch systematisch diese alptraumhaften Konstrukte. Nichtsdestotrotz drängen sie sich bei nächster Gelegenheit dem Bewußtsein des Individuums von neuem auf.

Das ist die ewige Wiederkehr – oder schlimmer noch, der Mythos von Sisyphus: ich habe das Gefühl, immer wieder bei Null anfangen zu müssen. Irgendwo muß da ein Konstruktionsfehler stecken. Und außerdem traue ich mich nicht mehr, mit meiner Familie und den Freunden darüber zu reden, denn sie werden das am Ende nicht mehr verstehen: »Aber was hast du denn, du siehst doch, daß deine Vorträge gar nicht schlecht laufen, warum zermarterst du dich immer noch mit der Frage, ob du deinen Aufgaben auch wirklich gewachsen bist?« Wie soll ich ihnen erklären, daß ich jedesmal den Eindruck habe, insgeheim enttäuscht zu haben oder um Haaresbreite an der Katastrophe vorbeigeschlittert zu sein oder diesmal noch Glück gehabt zu haben, aber beim nächsten Mal bestimmt nicht mehr?

Aber die Bangigkeit beschränkt sich nicht auf die Antizipationsphase. Ist die Situation erst einmal da, arbeitet das Denken des ängstlichen Individuums auf sehr bezeichnende Weise. Zwei Merkmale dominieren dabei: eine starke Beeinträchtigung der Reflexions- und Analysefähigkeiten und ein übermäßig wachsames Beobachten der Umgebung. Das kleinste Problem wird aufgebauscht; ein winziges Detail nimmt maßlose Bedeutung an. Ein Schweigen, ja ein Lächeln kann alarmieren.

Wenn ich eine mündliche Prüfung ablegen muß, kann ich nur beten, an einen verständnisvollen Professor zu geraten. Ich brauche nämlich ungefähr eine Viertelstunde, um mich zu beruhigen und meinen Verstand wiederzufinden, und wenn er nicht das nötige Feingefühl hat, um das zu bemerken, und nicht die Geduld, mich erst einmal zur Ruhe kommen zu lassen, wird er mich entweder für den letzten Idioten halten und sich wirklich fragen, wie ich das Grundstudium bestehen konnte, oder aber er wird glauben, ich hätte das Jahr über gefaulenzt, für die Prüfung nicht gelernt und im letzten Moment Panik bekommen …

Die Aufmerksamkeit des Ängstlichen braucht sich nicht unbedingt auf seine Umgebung zu richten, sie kann auch um den eigenen Körper kreisen und um die möglichen physischen Manifestationen von Angst, welche wir schon beschrieben haben:

In so einer Lage kriege ich nicht einmal mehr mit, was der andere zu mir sagt … ich sehe nicht mehr, was um mich herum passiert … ich achte nur noch auf meinen Körper, auf mein pochendes Herz, auf meine Hände, die irgendeine sinnvolle Beschäftigung suchen.

Nun könnte man meinen, daß der Ängstliche, nachdem er die Situation schon lange im voraus gefürchtet und dann mit sehr unbehaglichen Gefühlen durchgestanden hat, hinterher aufatmet und sich freut, daß die Bewährungsprobe endlich vorbei ist! Ach, meistens läuft es ganz anders … Auch die Phase nach dem Ereignis wird mit negativen Kognitionen ausgefüllt: das Individuum spult die Situation noch einmal vor seinem inneren Auge ab und konzentriert sich dabei auf die (wirklichen oder eingebildeten) Schwierigkeiten, ganz als würde sich ein Sportler wieder und wieder die Videoausschnitte mit den Fehlern ansehen, die ihm während des Spiels unterlaufen sind.

Ich verliere wahnsinnig viel Zeit damit, mich zu fragen, was ich hätte sagen sollen oder nicht hätte sagen dürfen, was mir anders besser geglückt wäre und was ich am besten unterlassen hätte ... Ich sehe die Szene immer wieder vor mir, und je öfter ich sie sehe, desto genauer bemerke ich Fehler und Probleme, die beim ersten Hinschauen meiner Aufmerksamkeit entwischt waren ...

Dieses schmerzliche Herumgrübeln über angebliche Fehler ist besonders unheilbringend, weil es parteiisch ist, ganz wie ein Prozeß, bei dem der Verteidiger fehlt! Die Meinung anderer Leute wird selten eingeholt. Wo nichts mildernd eingreifen kann, wundert es nicht, wenn am Ende ein Urteil von großer Härte gefällt wird: »Ich bin eine Null«, »Ich bin wirklich nicht auf der Höhe«, »Nie wird sich jemand für mich interessieren« usw. Die negative Selbstsicht, die sozialer Angst häufig vorausgeht, findet sich durch diese spezifische Wahrnehmung und Analyse der durchlebten Situationen jedesmal bestärkt.

Wenn die Angst die Realität formt

Hat jemand Flugangst und füchtet, sein Airbus werde gleich zerschellen, dann erhöhen diese Gedanken nicht das Risiko eines Flugzeugabsturzes. Wer an Klaustrophobie leidet und befürchtet, er werde mit dem Fahrstuhl oder der Metro steckenbleiben, ist von solchen Pannen nicht öfter als andere Leute betroffen. Dagegen wird der Ängstliche, der zu erröten und zu zittern fürchtet, wenn sein Chef ihn zu sich bestellt, das Auftreten solcher Symptome begünstigen, allein weil seine Gedanken um diese Art von Risiko kreisen. Psychologen beschreiben solch ein Phänomen mit dem Begriff »sich selbst verwirklichende Prophezeiungen«. So wird jemand, der sich auf einem Empfang unbehaglich fühlt und keine Anstalten macht, sich der Situation anzupassen, wahrscheinlich ziemlich bald abseits und allein dastehen. Das bestätigt ihn wiederum in seiner Meinung, er sei für gesellschaftliche Kontakte nicht geschaffen. Mit anderen Worten: im Bereich sozialer Angst haben Prophezeiungen keine üblen Chancen, sich zu bewahrheiten.[38]

Es dürfte klargeworden sein, welche grundlegende Bedeutung bei sozialer Angst dem inneren Diskurs zukommt. Das Gemisch aus geringer Selbstachtung und Fehleinschätzung des Blicks der anderen läuft auf ein Problem hinaus, das von den meisten Patienten zur Erklärung ihrer Schwierigkeiten vorgebracht wird: auf den Mangel an Selbstsicherheit.

Zweiter Teil

Vom Normalen zum Pathologischen

Jedem seine eigene Angst? Verlegenheit oder Verängstigung beim Kontakt mit anderen kann so viele Facetten aufweisen, daß man sich fragt, ob diese unterschiedlichen Manifestationen überhaupt auf einen gemeinsamen Nenner zu bringen sind. Wahrscheinlich doch, wenn man bedenkt, daß alle Symptome auf dasselbe Phänomen hinweisen, nämlich auf soziale Angst, dieses Unwohlsein, das man in Gegenwart anderer verspürt und das der Furcht vor unseren eigenen Reaktionen ebenso geschuldet ist wie der Angst vor dem Blick des Gegenübers.

Lampenfieber, Schüchternheit, soziale Angst, Mangel an Selbstvertrauen, Verlegenheit in Gesellschaft, Kontaktangst, soziale Phobien, Gehemmtheit: an Bezeichnungen ist kein Mangel. Wie soll man sich da zurechtfinden? Wie kann man die Unterschiede fassen? Es sieht ganz so aus, als müßte man vier Hauptformen sozialer Angst unterscheiden, je nachdem, welche Bereiche sie erfaßt und wie sehr sie pathologische Dimensionen annimmt. Ist sie mit genau umgrenzten Umständen verbunden, oder tritt sie in fast allen sozialen Situationen auf? Halten sich ihre Auswirkungen auf die gesamte Lebensweise des Individuums in Grenzen, oder stellt sie eine beträchtliche Störung dar, so sehr, daß sie alle Aspekte des Daseins überwuchert?

Lampenfieber und zahlreiche Furchtgefühle, die einer begrenzten sozialen Angst entsprechen, welche von einer Reihe spezifischer Situationen ausgelöst wird (vor einem Publikum sprechen, hochgestellten Persönlichkeiten begegnen), beeinträchtigen nicht ernsthaft die Lebensqualität; sie

	Harmlose, »normale« Angst	*Schwere, krankhafte Angst*
An eine bestimmte Situation gebundene Angst	Lampenfieber, Bammel	Soziale Phobie
Generalisierte Angst, die in verschiedenen Situationen auftritt	Schüchternheit	Vermeidend-selbstunsichere Persönlichkeitsstörung

führen nur zu zeitweisem Unbehagen. Schüchternheit ist etwas Umfassenderes; sie stellt eine Existenzweise dar, eine deutlich ausgeprägte Neigung, sich abseits zu halten, die man jedoch kaum als pathologisch bezeichnen kann.

Die soziale Phobie ist hingegen eine intensive und lähmende Erkrankung der Psyche; sie schafft beträchtliches Leiden und wirkt außerordentlich hinderlich. Ähnlich sieht es mit der vermeidend-selbstunsicheren Persönlichkeit aus, einer Existenzweise, die durch eine übersteigerte Empfindlichkeit für den Blick des anderen gekennzeichnet ist. Sie führt zu einer Lebenspraxis, die zu Unrecht auf häufiges Ausweichen und Vermeiden gegründet ist. Soziale Phobie und vermeidend-selbstunsichere Persönlichkeitsstörung sind im übrigen zwei Erkrankungen, die in den offiziellen Klassifizierungen mentaler Störungen verzeichnet sind (vgl. Anhang).

Soziale Angst wird oft unterschätzt. In den Augen vieler Menschen stellen Bammel oder Schüchternheit keine richtigen Krankheiten dar. Und das ist wahrscheinlich auch besser so. Weshalb sollte man gegen Phänomene, die einen nicht besonders stören, die schwersten psychologischen oder medikamentösen Geschütze auffahren? Aber auch krankhaftere Formen werden oft nicht ernst genommen. So wurde die soziale Phobie, welche das Leben der Betroffenen ungleich stärker beeinträchtigt, von den Psychiatern zugunsten von spektakuläreren Angststörungen (Platzangst, Zwangsstörungen) lange Zeit vernachlässigt. Dennoch verursacht sie viel Leid und Beklommenheit. Andererseits löst sie bei den Betroffenen häufig Schamgefühle aus (»Daß ich so bin, ist ein Zeichen von Schwäche«; »Ich bin nicht normal«; »Die anderen empfinden so etwas nicht, also halte ich es lieber geheim, sonst wird alles noch komplizierter«) oder führt zu Resignation (»Das verdirbt mir zwar mein Leben, aber ich bin eben so – das ist meine Natur, ein Charakterzug, der sich genausowenig ändert wie die Augenfarbe oder die Körperhöhe«). Man trifft daher selten auf Leute, die in die Sprechstunde kommen, weil sie Angst vor den anderen haben, weil sie sich vor öffentlichem Auftreten scheuen oder weil sie bestimmte Arten von Beziehungen mit den Menschen ihrer Umgebung fliehen ... Man geht eher zum Psychologen, weil man deprimiert ist oder ängstlich oder weil man sich nicht wohl fühlt in seiner Haut – nicht, weil es einem schwerfällt, auf einer Dienstversammlung das Wort zu ergreifen. Und dennoch ist gerade das vielleicht, verbunden mit anderen Störungen, die Ursache dafür, daß man sich nicht wohl fühlt.

Die Forschungen auf dem Gebiet der Psychologie haben sich ihrerseits lange Zeit vorwiegend mit den rein »privaten«, »inneren« Aspekten beschäftigt und die Untersuchung der Beziehungen zwischen den Menschen vernachlässigt, ganz als wären wir von der Außenwelt abgeschlossene Individuen. Dabei hängt unser Leben weitgehend von zwischenmenschlichen Interaktionen ab, und manchmal bilden gerade Probleme in der Beziehung zu anderen den Ursprung einer Angststörung oder einer Depression.

Es sieht fast so aus, als würde sich soziale Angst, die doch für viele Menschen ein ernsthaftes Problem ist, einer medizinischen oder psychotherapeutischen Annäherung verschließen. Man schämt sich heutzutage nicht mehr, mit dem Arzt über seine Schlaflosigkeit zu sprechen; ganz anders sieht es freilich aus, wenn es einem schwerfällt, sich an einen Verkäufer zu wenden oder vom Chef eine Gehaltserhöhung zu verlangen. Vielleicht liegt das daran, daß soziale Angst einem nicht wirklich »das Leben unmöglich macht«. Alles in allem, sagen sich die an sozialer Angst Leidenden oft, hat doch jeder von uns ein bißchen Angst vor den anderen, und jeder fühlt sich unter bestimmten Umständen ein wenig schüchtern, jeder hat Bammel, ehe er vor Publikum das

Wort ergreift ... Gewiß sollte man sich vor der modischen Tendenz hüten, eine einfache Daseinsweise gleich zur Krankheit hochzustilisieren. Es kann sogar von Nutzen sein, Lampenfieber zu verspüren, und eine gewisse Reserviertheit anderen Menschen gegenüber ist nicht immer schädlich. Aber es gibt Fälle, und zwar viel mehr, als man vermutet, in denen sich soziale Angst in ein Handikap verwandelt.

Wo liegt hierfür die Grenze? Wie sehen die wichtigsten Erscheinungsformen sozialer Angst aus; wie äußert sie sich im Alltagsleben?

Kapitel I

Lampenfieber und bange Vorgefühle

»Nichts hindert uns so daran, natürlich zu sein, wie der Wunsch, es zu scheinen.«
François de La Rochefoucauld

Wie soll man Lampenfieber und Bammel definieren? Es handelt sich um ein intensives, aber flüchtiges Angstgefühl, das auf eine bestimmte Situation und einen Moment beschränkt bleibt. Der Sportler empfindet es vor dem Wettkampf[39], der Redner vor seinem Referat[40] – es ist wahrscheinlich eines der am weitesten verbreiteten Gefühle überhaupt … Eine Patientin teilte uns ihre Erlebnisse mit:

Es passiert mir auf dem Elternabend. Das Szenario ist seit Jahren stets das gleiche: zunächst bin ich ruhig und fühle mich gut, denn ich kenne ja die meisten Eltern und Lehrer. Aber jedesmal fängt der Ärger in dem Augenblick an, wo ich die Hand heben will, um zu zeigen, daß ich etwas sagen möchte, oder sogar schon, wenn ich mir vorstelle, daß ich mich gleich melden werde. Dann spüre ich mit einem Schlag Bammel, und ich verliere bestimmt 80 % meiner Leistungsfähigkeit. Also lasse ich es meistens lieber sein, denn immerhin bin ich nicht masochistisch veranlagt: ich ziehe es vor, die Dinge hinterher und im kleinen Kreis zur Sprache zu bringen. Pech, wenn drei Viertel meiner Ideen oder Fragen von anderen eingebracht werden! Letztendlich habe ich mich daran gewöhnt …

Bammel entspricht also einer Art »psychosomatischer Lähmung«, die gerade in dem Moment auftritt, in dem man sie am wenigsten gebrauchen kann. Ein Rockkritiker hat das Phänomen mit viel Humor beschrieben: »In der Sprache der Künstler nennt man das Lampenfieber. Oder Bammel, Muffengang, Schiß, wenn euch diese Ausdrücke lieber sind. Das verwandelt eure Knie in Marshmallows, euer Gehirn in skandinavischen Joghurt, und das Herzpochen erinnert an ein Schlagzeugsolo von Ringo Starr. Besonders schlimm ist es, bevor man auf die Bühne geht, wenn man im dreckigen Spiegel der Rumpelkammer, die als Garderobe dient, ein letztes Mal prüft, ob die Frisur in Ordnung ist und die Haltung verwegen genug und ob nicht vielleicht der Hosenstall offensteht. Auf die Bühne zu müssen, und sollte es nur das Hinterzimmer einer miesen Kneipe sein, das ist, als würde man sich zum ersten Mal ins tiefe Wasser stürzen, nachdem man das Brustschwimmen bäuchlings auf dem Küchenhocker gelernt hat ... Hinterher ist man schweißgebadet und noch völlig verspannt, aber auch erleichtert, und man hat das unbestimmte Gefühl, dem sicheren Tod entronnen zu sein.«[41] Die somatischen Symptome des Lampenfiebers sind wohlbekannt, vor allem die Beschleunigung des Pulsschlags[42]: während die Herzfrequenz eines Autofahrers in dichtem Stadtverkehr auf mehr als 110 Schläge in der Minute steigen kann, erreicht sie bei Rednern während des Vortrags bisweilen Werte zwischen 130 und 170 und bei Musikern im Konzert 140 bis 180. Aber diese Leute wird es trösten zu erfahren, daß der Herzrhythmus eines Formel-1-Fahrers auf 180 bis 210 hochschnellen kann!

Aktuelle Untersuchungen fügen diesen inzwischen klassischen Messungen erhellende Details hinzu.[43] Man verglich eine Gruppe von Probanden, die sich vor öffentlichem Reden fürchten, mit einer Gruppe von Patienten mit sozialer Phobie. Alle wurden gebeten, zehn Minuten lang zu sprechen (was für sie schrecklich viel Zeit war!), und dabei maß man zur Evaluierung ihrer Angst verschiedene Parameter, zum Beispiel den Herzrhythmus. Wie erwartet, zeigten sich die Personen mit generalisierter sozialer Phobie im Moment des Sprechens viel ängstlicher, und zwar sowohl dem subjektiven Eindruck zufolge als auch nach den objektiven Meßwerten. Überraschend war jedoch, daß sich die Leute mit Lampenfieber als die ängstlicheren *vor* dem Sprechen erwiesen; hatten sie hingegen erst einmal den Mund aufgemacht, war ihr Streßempfinden nicht mehr größer als das einer »normalen« Kontrollgruppe, die man zum Vergleich unter denselben Bedingungen getestet hatte. Ein anderes erstaunliches Ergebnis, das aber mit dem ersten korrespondiert: bei Probanden, die unter Lampenfieber litten, beschleunigte sich der Puls stärker als bei »normalen« Vergleichspersonen und Personen mit einer sozialen Phobie; ebenso verhielt es sich mit ihrem Adrenalin- und Noradrenalinspiegel!

Wie man sieht, steckt Bammel nicht nur im Kopf. Und vielleicht bilden Menschen mit Lampenfieber eine Bevölkerungsgruppe mit speziellen Stoffwechseleigentümlichkeiten. Weniger schlimm als die umfassenderen Angststörungen, kann das Lampenfieber nichtsdestotrotz heftigere Symptome im Bereich der Emotionalität auslösen.

Die Intensität dieser Erwartungsangst erklärt wahrscheinlich, weshalb Bammel manchmal auch zu einer »Flucht nach vorn« führt: man stürzt sich in die Gefahr, um endlich mit dem Gegenstand seiner Befürchtungen konfrontiert zu sein.

François (40), Werkmeister, erzählt:

Wenn ich an Versammlungen teilnehme, auf denen jeder seine Meinung sagen muß, richte ich es möglichst so ein, daß ich als erster drankomme. Warte ich zu lange, sind alle meine Fähigkeiten wie weggeblasen, stürze ich mich dagegen gleich voll hinein, habe ich nicht groß Zeit, zu überlegen und Angst zu bekommen. Genauso ist es, wenn man einen Freiwilligen sucht, der vor den anderen etwas vorführt und erläutert. Ich melde mich lieber gleich, um zu vermeiden, daß es nach minutenlangem Schweigen, wo jeder auf seine Schuhspitzen guckt, am Ende doch wieder mich trifft …

Nur sehr wenige Menschen können wirklich von sich sagen, daß sie noch niemals Bammel verspürt haben. Doch überwinden ihn manche ohne große Mühe und fühlen sich dabei noch stimuliert. Bis zu einer bestimmten Schwelle verbessert ansteigender Streß unsere Leistungen. Ein zu geringes Streßniveau wirkt nicht mobilisierend genug, während ein zu hoher Wert die Leistungsfähigkeit beeinträchtigt, ist er doch gleichbedeutend mit Angst.

Neben dem Lampenfieber gibt es weitere genau umschriebene Situationen, in denen man sich eingeschüchtert fühlt. Françoise Mallet-Joris berichtet von einem Essen, das man nach dem Erscheinen ihres Romandebüts *Der dunkle Morgen* ihr zu Ehren ausrichtete: »Man sprach zu mir, man redete und redete, und ich war wie gelähmt, ich konnte gar nichts antworten. Und dann reichte man mir einen Teller Oliven hinüber. Ich aß eine, zwei, drei, zehn, aber ich traute mich nicht, die Steine auszuspucken. Am Ende hatte ich ein ganzes Dutzend im Mund. Panik! Schließlich griff ich zum äußersten Mittel: ich schluckte sie alle hinunter. Und hinterher fragte ich mich die ganze Nacht, ob ich womöglich eine Bauchfellentzündung hatte ...«[44] An Situationen wie dieser mangelt es wahrlich nicht. Manche Beklommenheit ist durch den Gesprächspartner bedingt (Personen vom anderen Geschlecht, ehrfurchtgebietende Persönlichkeiten, autoritäre oder ältere Menschen); manchmal liegt es an der Botschaft, die man übermitteln soll (Geld einfordern, Liebeserklärungen machen, eine Verfehlung eingestehen); manchmal schließlich ist die Bangigkeit kontextabhängig (unter dem Blick einer Gruppe sprechen, ein Luxusgeschäft oder -etablissement betreten).

Man hat darauf hingewiesen, daß dieser Typ von sozialer Angst im Gefolge bestimmter sexueller Fehlfunktionen auftreten würde, so bei männlicher Impotenz, die ja oft mit Leistungsangst zu tun hat.[45] Der Geschlechtsverkehr ist tatsächlich eine Situation, in der sich viele Zutaten sozialer Angst zusammenfinden: man verspürt die Notwendigkeit, eine für den anderen befriedigende Leistung zu erbringen, man muß ein gewisses Maß an Intimität akzeptieren, man hat das Gefühl, bewertet zu werden ... In solchen Fällen kann die sexuelle Fehlfunktion nicht ohne eine Behandlung der mit ihr verbundenen sozialen Angst behoben werden. So erzählte uns ein Patient, daß er mit Frauen, die er liebte, keinen befriedigenden Sex haben konnte. War ihm die Partnerin hingegen gleichgültig, gab es gar keine Probleme: die Angst vor dem Bewertetwerden war dann wesentlich geringer.

Es gibt Studien über die sogenannte *dating anxiety*, eine Form sozialer Angst, bei der es Betroffenen schwerfällt, mit Personen des anderen Geschlechts einen Termin auszumachen. Dieser Typ von Angst muß noch exakt definiert und erhellt werden. Ihm liegt aber ein ziemlich scharf umrissenes Bündel von Situationen zugrunde: die Unfähigkeit, einer anderen Person vorzuschlagen, gemeinsam einen Kaffee trinken zu gehen, zusammen Sport zu treiben, ein Restaurant zu besuchen oder im Kino einen Film anzusehen ... Nicht wenige Menschen haben ihre Schwierigkeiten mit dieser Art von Interaktion: sie können zwar ein Gespräch führen, sind aber nicht dazu imstande, die Initiative zu ergreifen und eine persönlichere Begegnung vorzuschlagen. Die Schwierigkeit liegt für sie wahrscheinlich im potentiell »romantischen« Charakter dieser Situationen: eine Einladung zum Kaffee kann sehr wohl Teil einer umfassenden Verführungsstrategie sein, aber oft ist sie auch nur eine harmlose Geste, um einen Moment der Einsamkeit zwischen zwei Aktivitäten zu überbrücken ... Zahlreiche Roman- oder Filmfiguren müssen sich so verhalten, immer auf die gleiche Weise: ein Mann möchte eine Frau verführen, aber er verliert sich in ewigem Vorgeplänkel, denn er wagt nicht, den entscheidenden Schritt zu tun und ein intimeres Rendezvous vorzuschlagen. Je nachdem, ob der Film bzw. Roman die Leute zum Lachen bringen oder Rührung auslösen soll, ergreift die Frau selbst die Initiative – oder aber ihre Spur verliert sich im Nebel des Vergessens und der verpaßten Gelegenheiten.

Trotz ihrer anekdotenhaften und (für Außenstehende) amüsanten Aspekte können Beklemmungen dieser Art zu zahlreichen Komplikationen führen. Ihre Folgen für das Liebesleben liegen klar auf der Hand, aber die Unfähigkeit, gegenüber Freunden und Bekannten eine ausreichend dynamische Haltung einzunehmen, steht ebenso einer guten sozialen Eingliederung entgegen. Die Tatsache, daß manche jungen Frauen jede Begegnung mit Männern meiden, kann mit diesem Typ von Angst in Verbindung gebracht werden.

Weil sie nicht wissen, wie sie auf mögliche Verführungsversuche ihres Gegenübers reagieren sollen, verzichten sie lieber auf einen Abend im Restaurant oder im Kino. So entgehen sie der Gefahr, womöglich nicht rechtzeitig nein sagen zu können ...

Wenn wir untersuchen, welche sozialen Situationen unseren Patienten am meisten Beklemmung bereiten, steht die Notwendigkeit, über Geldangelegenheiten zu sprechen, oft in vorderster Reihe, sei es im beruflichen Kontext (bei einem Vorstellungsgespräch wagen, sich nach der genauen Höhe des Gehalts zu erkundigen; eine Lohnerhöhung fordern), beim Einkaufen (um eine Preissenkung oder eine Ratenzahlung bitten) oder unter Freunden (die Rückzahlung einer vor längerer Zeit verliehenen Summe verlangen). Die Schwierigkeit, solche Dinge zur Sprache zu bringen, weitet sich bei manchen Menschen zur absoluten Unfähigkeit aus und kann ihnen dann materielle Nachteile einbringen!

*

Lampenfieber und punktuelle Bangigkeit haben also eine Reihe gemeinsamer Merkmale: es handelt sich um scharf umgrenzte Formen sozialer Angst, die sich auf gewisse Situationen und Momente beschränken. Die bisweilen pittoresken Manifestationen können durchaus Leiden und Benachteiligungen mit sich bringen. Die Grenze zwischen dem Anekdotischen und dem Ernstzunehmenden, zwischen noch unbedenklichen und pathologischen Zügen ist allerdings oft unscharf. Ebenso verhält es sich bei der Schüchternheit.

Kapitel II

Die Schüchternheit

»Indessen hielt mich eine unüberwindliche Schüchternheit zurück.«

Benjamin Constant

Ich habe kürzlich die Radiosendung mit Ihnen gehört, und ich dachte, Sie könnten vielleicht etwas für mich tun. Hoffentlich nehme ich niemandem den Platz weg, der schlimmer krank ist als ich ... ich meine, der Ihre Hilfe nötiger braucht ... Also, ich bin sehr schüchtern. Ich weiß, das ist keine Krankheit, aber ich habe das Gefühl, daß ich durch diese Schüchternheit schon so viele Gelegenheiten in meinem Leben verpaßt habe, daß ich mich manchmal frage, ob ich mit einem schlimmeren und auffälligeren Handikap letzten Endes nicht besser klargekommen wäre ... Können Sie mir vielleicht helfen, daß ich mich ein kleines bißchen ändere?

Sie war um die Vierzig, eine schöne Frau mit regelmäßigen Gesichtszügen, elegant gekleidet. In ihrem Gesicht stand fast immer ein Lächeln, und ihre Stimme war ruhig und sanft. Sie schilderte ihren Lebensweg. Sie stellte ihr Problem gründlich und methodisch dar. Vielleicht hatte sie zu Hause »gelernt«, um dem Arzt nicht unnötig Zeit zu rauben ... Diane stammte aus solidem provinzbürgerlichem Milieu.

Soweit ich mich erinnere, bin ich schon immer schüchtern und furchtsam gewesen. Meine Eltern nannten mich die »kleine graue Maus«. Ich glaube, daß meine Schüchternheit ihnen nie Sorgen gemacht hat. Wenn das Problem angesprochen wurde, und zwar meist von meinen Lehrern, erwiderten sie oft, das würde sich mit der Zeit geben. Und weil meine Eltern erzählten, daß ich zu Hause und im Kreis der Familie ganz ungezwungen sei, was übrigens stimmte, beunruhigten sich auch die Lehrer nicht weiter. Sie vermerkten auf den Schulzeugnissen bloß: ›gute Schülerin, arbeitet mündlich aber überhaupt nicht mit. Ich erinnere mich noch sehr gut, daß ich im Unterricht auf jede Frage die richtige Antwort wußte, aber ich glaube, mein ganzes Leben lang habe ich mich noch kein einziges Mal gemeldet. Mit den Ärzten lief es ähnlich: sie fragten, ob meine schulischen Leistungen gut wären, und weil das zutraf, meinten auch sie, daß es mit den Jahren vorübergehen würde …

Meine Eltern waren nicht schüchtern. Allerdings ist mir inzwischen klargeworden, daß es meinem Vater ein wenig an Selbstvertrauen mangelte: er bemühte sich stets, die anderen nicht zu stören, er wollte immer allein zurechtkommen, niemanden ärgern und nie laut werden … Ich nahm seine Reserviertheit als Zeichen von Weisheit und Reife, aber heute bin ich mir nicht mehr so sicher. Ich frage mich, ob er diese Haltung wirklich frei gewählt hatte …

Dianes Mutter war eine sehr redselige und dominante Frau, die es nur schwer ertrug, wenn die Kinder ihr widersprachen. Sie ließ ihre Kleinen nicht oft zu Wort kommen und gab ihnen selten Gelegenheit, im Beisein von Erwachsenen die eigene Meinung zu äußern. Diane fand, daß ihre Mutter die beiden älteren Brüder immer vorgezogen hätte; sie hingegen sei auf die Rolle des gehorsamen kleinen Mädchens zurechtgestutzt worden, das stets artig an seinem Platz bleibt, ohne aufzumucken. Dianes Brüder hatten ihr zufolge kaum Probleme mit Schüchternheit; vielleicht in sehr geringem Maße der jüngere, der ein Jahr vor Diane zur Welt gekommen war.

In meiner Kindheit übernahm ich beim Spielen immer die Nebenrollen. Meine selbstbewußteren Freundinnen wollten stets den Part der Heldin, und ich begnügte mich mit der Rolle der Vertrauten oder der Hintergrundfigur, die die Heldin richtig zur Geltung bringt, wenn ich nicht sogar das nahm, was keiner wollte: Großmütter, Hexen, Übeltäterinnen … Ich war darauf spezialisiert, die getreue Freundin der Hauptfigur zu spielen: eine, die nichts sagt und sich immer im Schatten hält. Ich war bereit, meine Wünsche hintanzustellen, damit sich die der anderen leichter erfüllen konnten, wenn ich damit nur erreichte, daß sie mich akzeptierten und mir dankbar waren.

Wenn ich mich heute mit dem Auto verfahre, verliere ich lieber viel Zeit damit, sinnlose Runden zu drehen, als daß ich jemanden am Straßenrand nach dem Weg fragen würde ... Auf meiner Arbeit hat mich meine Schüchternheit daran gehindert, die Karriereleiter hochzuklettern. Meine Vorgesetzten sagten mir immer, daß ich alle nötigen Fähigkeiten hätte, aber am Ende vergaben sie den Posten an jemand anderen; auch ich selbst neigte über etliche Jahre dazu, größere Verantwortung zu fliehen oder zu umgehen. Als ich endlich aufwachte, war es zu spät; man hatte mich schon aufs Abstellgleis geschoben. So läuft das halt im Leben. Ich habe mir immer gesagt, das müsse in meinem Charakter liegen ... Auch mein Privatleben ist verpfuscht. Männer haben mir immer angst gemacht. In meinen Jugendjahren reichte schon ein Blick oder ein total banales Gespräch, damit ich auf Monate und Jahre verliebt war. Ich schaffte es sogar, mich in ein Foto zu verlieben, obwohl ich genau wußte, daß ich, wenn ich dieser Person wirklich einmal begegnet wäre, kein einziges Wörtchen herausgebracht hätte ... Ich wagte nie, in solchen Dingen irgend etwas zu sagen oder zu tun; ich träumte nur vor mich hin oder schrieb Briefe, die ich nie abschickte. Die Männer, auf die ich anziehend wirkte, waren nicht mein Fall. Aber vor denen, die mir gefielen, nahm ich praktisch immer Reißaus, und versuchten sie mir näherzukommen, entfloh ich nur noch schneller.

Manchmal bin ich wütend und frustriert und unzufrieden. Ich rege mich über mich selbst auf oder über die anderen, über Leute, die sich überall in den Vordergrund drängen und nicht auf ihre verletzlichen oder unauffälligen Mitmenschen achten ... Ich träume davon, beißende Antworten austeilen zu können, viel Selbstvertrauen zu haben, beliebt zu sein ... Aber ich werde schnell wieder auf den Boden der Tatsachen zurückgeholt. Alles in allem lebe ich ohne große Höhen und Tiefen vor mich hin, in meiner kleinen, gemütlichen und sacht frustrierenden Welt. Die Leute mögen mich ja so, wie ich bin. Ich störe ja niemanden ...

Was ist Schüchternheit eigentlich?

Ähnlich wie das Wort »Streß« dient auch der Begriff »Schüchternheit« zur Bezeichnung sehr unterschiedlicher Sachverhalte. Das Wort »schüchtern« ist im 16. Jahrhundert aus dem Niederdeutschen übernommen worden und diente zunächst zur Kennzeichnung des Verhaltens mancher Tiere: die Ausgangsbedeutung ist etwa »aufgescheucht«. Anfangs bezeichnete es eine starke, sich lebhaft äußernde, aber vorübergehende Furcht. Sein Gebrauch zur Charakterisierung von furchtsamen, voll banger Vorgefühle steckenden Personen, denen es an Selbstsicherheit und Kühnheit mangelt und die zurückhaltend im gesellschaftlichen Umgang sind, hat sich in Deutschland erst im 18. Jahrhundert allgemein durchgesetzt. Schließlich hat es sich eingebürgert, daß man mit »Schüchternheit« alle Formen von Verlegenheit bezeichnet, die man in Gegenwart anderer Menschen empfinden kann. Bis heute gibt es keine eindeutige wissenschaftliche Definition der Schüchternheit (oder vielmehr, es gibt zu viele davon, denn ungefähr zwanzig Varianten sind bereits vorgeschlagen worden). Doch sollte man das Wort als Bezeichnung für eine besondere Art sozialer Angst reservieren, und zwar für eine dauerhafte und gewohnheitsmäßige Seinsweise, die von einer starken Neigung bestimmt ist, sich abseits zu halten und in sozialen Situationen aller Art nicht die Initiative zu ergreifen. Hinzu kommt ein ungeschicktes Verhalten bei sozialen Interaktionen, obgleich das Individuum sich im Grunde wünscht, bestimmte Kontakte einzugehen.

Schüchternheit ist gekennzeichnet durch ein innerliches Unbehagen, welches mit einer äußerlich sichtbaren Unbeholfenheit in Gegenwart anderer einhergeht. Dennoch können schüchterne Menschen eine viel besser ausgeprägte Anpassungsfähigkeit haben als Personen, die an pathologischen Formen von sozialer Angst leiden.

Wovor fürchten sich die Schüchternen?

Schüchternheit ist chronisch und beständig. Der Schüchterne entwickelt eine Seinsweise, die durch Verklemmtheit in zahlreichen sozialen Situationen gekennzeichnet ist. Er wird diese Situationen wenn irgend möglich umgehen. Vor allem fürchtet er jedes »erste Mal«, während seine Angst im

Laufe der nächsten Begegnungen nachläßt. Bei den krankhaften Ausprägungen sozialer Angst verhält es sich genau umgekehrt. Deshalb kann Schüchternheit auch keineswegs als Krankheit angesehen werden: der Schüchterne paßt sich nach anfänglichen Hemmungen oftmals gut an. »Was mich einschüchtert«, sagte ein Patient, »das ist alles Neue, Unvorhersehbare oder Plötzliche.«

Wer macht einen schüchtern? Vor allem Unbekannte (70 %) und Personen des anderen Geschlechts (64 %). Bei den einschüchternden Situationen stoßen wir auf keine Überraschungen: man muß vor einem Publikum oder einem größeren Kreis sprechen (73 %), man befindet sich in einer großen Gruppe (68 %), man hat Gesprächspartner, die man für hochrangiger hält oder denen man sich in bestimmter Beziehung unterlegen fühlt (56 %).[46]

Die Verlegenheit, welche man verspürt, hält sich innerhalb gewisser Grenzen und ist weit entfernt von den panikartigen Zuständen, denen man im Falle der sozialen Phobie begegnen kann. Der Schüchterne kann sich sogar für eine Art »Flucht nach vorn« entscheiden: zahlreiche Schauspieler, Sänger oder Journalisten haben berichtet, wie sie ihre Schüchternheit überwanden, indem sie sich einen Beruf suchten, der sie dazu zwang, dem Gegenstand ihrer Angst die Stirn zu bieten. Welche Überraschung, als wir eines Tages einen ehemaligen Patienten im Fernsehen wiedersahen! Er hatte sich dafür entschieden, als Schauspieler seiner Schüchternheit zu trotzen. In seinem neuen Metier schlug er sich ziemlich gut, selbst wenn man ihm (niemand entkommt seinem Schicksal!) in einer Serie ausgerechnet die Rolle einer schüchternen und ungeschickten Person gegeben hatte …

Worin zeigt sich Schüchternheit?

Will man herausbekommen, wer schüchtern ist, muß man auf eine Reihe typischer Verhaltensmerkmale in sozialen Interaktionen achten. Im Rahmen einer Studie wurden die Probanden einer studentischen Versuchsgruppe gefilmt, während sie sich mit dem Experimentator unterhielten. Dann wurde der Videostreifen von unabhängigen Beobachtern ausgewertet. Man konnte deutlich bemerken, daß die schüchternen Versuchspersonen nicht so oft redeten und seltener lächelten, daß sie weniger den Blickkontakt suchten, mit den Antworten länger zögerten und die Unterhaltung langsamer in Gang brachten; in ihren Äußerungen gab es häufiger Schweigepausen.[47] Bei Schüchternen sind auch Mimik und Ausdrucksfähigkeit weniger entwickelt. Eine Grundschullehrerin erzählte, wie sie in einer Klasse die schüchternen Kinder ausfindig macht:

Woran ich sie erkenne? Wenn ich ihnen im Unterricht eine Frage stelle, flüstern sie ihre Antworten, oder sie sind blockiert und antworten gar nicht. Sie haben nicht so viele Freunde und Freundinnen. Sie haben motorische Schwierigkeiten, und es fällt ihnen schwer, sich in weiten, offenen Räumen zu bewegen. Den wirklich Schüchternen erkennt man im Zeichenunterricht: wenn seine Bleistiftmine abbricht, versteckt er den Stift unter dem Tisch und traut sich erst nach einer halben Stunde zu fragen, ob er ihn am Papierkorb anspitzen darf ...[48]

In vertrautem Milieu verhalten sich die Schüchternen dagegen völlig normal; sind sie mit ihren Eltern und Geschwistern zusammen, wirken schüchterne Kinder also nicht schüchtern.[49] Wenn man von den streßerzeugenden Situationen einmal absieht, findet man bei schüchternen Leuten übrigens eine oftmals gut ausgeprägte soziale Kompetenz. Deshalb fällt es Familienmitgliedern und Arbeitskollegen nicht immer auf, daß jemand aus ihrer Umgebung schüchtern ist. Nicht, daß der Schüchterne sein Problem besonders verstecken würde, im vertrauten Kreise verblaßt es ganz einfach – bis zu dem Augenblick, an dem es die äußeren Umstände einmal ins Licht rücken.

Im Alltag haben schüchterne Menschen letztendlich mit zwei Arten von Situationen ihre Schwierigkeiten: wenn sie einen Kontakt anbahnen müssen oder wenn es darum geht, sich persönlich einzubringen und von den eigenen Gefühlen zu sprechen. So vermerkte Amiel in seinem geheimen

Tagebuch: »In mir ist ein verstecktes Widerstreben, meine wahren Gefühle zu zeigen, anderen Leuten Nettigkeiten zu sagen und mich dem gegenwärtigen Augenblick ganz hinzugeben, eine törichte Reserviertheit, die ich stets voll Kummer beobachtet habe.«[50]

Wie man sieht, ist der Schüchterne sich seines Zustands bewußt: »Der Schüchterne ist jemand, der mit unumstößlicher Gewißheit oder aus dunklem Instinkt heraus weiß, daß er im gegebenen Fall nie das passende Wort findet, nie die richtige Geste zeigt und nie die angemessene Haltung an den Tag legt, sondern daß ihm eine Ungeschicklichkeit unterläuft, daß er, wenn Sie mir diesen plumpen Ausdruck gestatten, einen Bock schießt.«[51]

Die Vorzüge des Schüchternen ...

Mit der Schüchternheit gehen viele gute Eigenschaften einher: häufig können schüchterne Menschen gut zuhören und viel Mitgefühl zeigen. Durch seine Neigung, im Hintergrund zu bleiben, ist der Schüchterne oft ein besonders guter Beobachter und widmet anderen Menschen viel Aufmerksamkeit. Da er stets besorgt auf das kleinste Anzeichen von Verärgerung oder Anspannung bei seinen Gesprächspartnern achtet, kann er den Seelenzustand anderer Menschen gut ergründen.

Im Berufsleben wird der Schüchterne von seinen Vorgesetzten geschätzt, weil er diskret ist und alles richtig machen möchte. Sein Wunsch, beliebt und anerkannt zu sein, läßt ihn Rücksicht auf die Bedürfnisse seiner Kollegen nehmen, und häufig opfert er sich für unangenehme Arbeiten oder besonders dringliche Termine. Dabei müssen wir anmerken, daß dieser Wunsch, beliebt zu sein, weniger beunruhigend ist als die ständige Angst des Sozialphobikers, von den anderen zurückgestoßen zu werden.

In unserer Gesellschaft wird dem Schüchternen ein herablassendes Wohlwollen entgegengebracht. Solange er an seinem Platz bleibt und niemanden stört, ist er wohlgelitten. Vor allem dann, wenn es sich um eine Frau handelt! Die mit der Schüchternheit einhergehenden Charaktermerkmale haben vieles gemeinsam mit den traditionell als weiblich betrachteten Wesenszügen: sanft, fürsorglich, schamhaft, zurückhaltend ... So fühlen sich Männer auch häufiger durch ihre Schüchternheit gestört als Frauen, und unter den Personen, die wegen solcher Probleme in die Sprechstunde kommen, sind erstere recht stark vertreten. In unserer Gesellschaft findet man schüchterne Frauen ganz charmant (vor allem, wenn sie jung und hübsch sind), während Schüchternheit bei Männern nicht gerade als ein Pluspunkt gewertet wird.

... und seine Qualen

Wenngleich die Schüchternheit keine Krankheit ist, stellt sie doch eine Störung dar, die den Betroffenen beträchtlich belasten kann. 50 Prozent bis 70 Prozent aller Menschen, die sich wegen psychischer Probleme in Behandlung begeben, bezeichnen sich als schüchtern.[52] Ganz wie die soziale Phobie, wenn auch weniger häufig, scheint Schüchternheit mit einer erhöhten Anfälligkeit für psychische Komplikationen (Depression, Alkoholmißbrauch) verknüpft zu sein.

Benjamin Constant hat die Schüchternheit in finsteren Farben gezeichnet: »Ich nahm die Gewohnheit an, niemals von dem zu sprechen, was mich bewegte, und fügte mich nur deshalb in Gespräche, weil sie eine lästige Notwendigkeit darstellten ... Ich wußte noch nicht, was Schüchternheit bedeutete, dieses innerliche Leiden, das uns bis ins fortgeschrittenste Alter anhängt, das die tiefsten Regungen unseres Herzens unterdrückt, unsere Worte gefrieren läßt und alles, was wir sagen möchten, in unserem Munde entstellt, so daß wir uns nur in vagen Worten oder mit mehr oder minder bitterer Ironie auszudrücken vermögen, ganz als wollten wir uns für das schmerzliche Gefühl, von unseren Empfindungen nichts mitteilen zu können, an diesen Empfindungen selbst rächen.«

Das Liebesleben, aber auch der ganz prosaische soziale und berufliche Alltag dieser Menschen sind durchzogen von verpaßten Gelegenheiten. Schüchterne Menschen heiraten wahrscheinlich später als andere, bekommen ihre Kinder später und müssen erleben, wie die Schüchternheit ihren beruflichen Aufstieg beeinträchtigt. Frauen scheint diese Störung besonders häufig an Haus und Herd zu fesseln und in althergebrachten Rollen gefangenzuhalten: die Frau, die sich für ihren Haushalt aufopfert und wenig Zeit für sich selbst übrig hat[53] ... Das bedeutet jedoch nicht, daß schüchternen Menschen nicht auch eine brillante Laufbahn offenstehen kann. Unter Politikern und Geschäftsleuten wie unter Fernseh- und Kinostars findet man nicht wenige, die schüchtern sind und es auch zugeben. So sagte Jacques Villeret: »In meinem Beruf ist Schüchternheit kein Handikap: wenn ich erst mal auf der Bühne stehe, bereitet mir meine Schüchternheit gar keine Probleme mehr.«[54]

Nichtsdestotrotz führt Schüchternheit oft in die Einsamkeit.[55] Da es Schüchternen schwerfällt, sich ein zufriedenstellendes Beziehungsnetz zu knüpfen, werden sie zur idealen Zielscheibe gewisser Geschäftspraktiken. Eine Erhebung unter Prostituierten aus San Francisco hat ergeben, daß unter ihren Kunden etwa 60 Prozent Schüchterne waren. Auch Heiratsagenturen könnten schwerlich überleben, wenn die Schüchternen nicht das Gros ihrer Klientel stellen würden. Unter den Nutzern von Sexofferten per Telefon und Internet sieht es wohl genauso aus. So können die Verkäufer von Wohlbefinden und von Kontakten aller Art hier eine breite Nachfrage bedienen.

Schüchterne aller Länder, vereinigt euch!

Schüchternheit ist eine besonders verbreitete Störung; eine Umfrage ergab kürzlich, daß sich beinahe 60 Prozent aller Franzosen als schüchtern bezeichnen, und zwar 51 Prozent als ein bißchen und 7 Prozent als sehr schüchtern.[56] Aus den meisten Ländern des Westens werden ähnliche Zahlen vermeldet. 40 Prozent aller Amerikaner meinen, daß Schüchternheit bei ihnen die Regel ist, und 90 Prozent halten sich für gelegentlich schüchtern.[57] In Westeuropa zeigen 15 Prozent aller zweijährigen Kinder ein Verhalten, das auf Schüchternheit hindeutet.[58] Etwa 30 Prozent aller Kinder im Alter zwischen 8 und 10 Jahren werden von ihren Eltern als schüchtern angesehen. Selbst wenn diese Zahlen wahrscheinlich Schüchternheit und andere Formen von sozialer Angst miteinander vermischen, zeugen sie doch davon, wie weit diese Störung verbreitet ist.

Insgesamt deutet alles darauf hin, daß sich die Schüchternheit ziemlich früh, im Kindes- oder sogar Kleinkindalter, ausprägt, spätestens aber in der Jugend. Soziale Phobien bilden sich im Gegensatz dazu später heraus. Häufig kann sich Schüchternheit von selbst legen oder infolge von Begegnungen, Erfahrungen und besonderen Erlebnissen schwinden ... Zahlreiche Menschen haben davon berichtet, wie sie durch sportliche Erfolge, dank ihrer beruflichen Karriere usw. an Selbstvertrauen gewonnen haben. Diese Alchimie spontaner Veränderungen ist von den Therapeuten noch weitgehend unerschlossen, und hier tut sich gewiß ein wichtiges Forschungsgebiet auf.

Kapitel III

Die vermeidend-selbstunsichere Persönlichkeit

»Nur im Verborgnen lebt's sich glücklich.«
Jean de La Fontaine

Loïc ist 38 Jahre alt. Die ganze Konsultation über spricht er mit der tonlosen und unsicheren Stimme eines Menschen, der nicht oft redet und noch seltener über sich selbst.

Ich möchte Sie konsultieren, weil ich diesen Sommer einen kleinen Schock bekommen habe, und zwar durch meine vierjährige Tochter. Ich spiele nämlich sehr gern Pétanque, aber auf dem Dorfplatz des kleinen Ortes, in dem wir unsere Ferien verbrachten, habe ich es nie gewagt, mich unter die anderen Spieler zu mischen. Eines Tages merkte meine Tochter, wie ich den anderen zuschaute, beugte sich zu mir herüber und sagte: »Wieso hast du denn Angst, Papa? Das sind doch keine bösen Leute!« Ich habe noch am selben Abend mit meiner Frau darüber gesprochen, und sie hat mir empfohlen, zu Ihnen in die Sprechstunde zu gehen.

Während der ersten Konsultationen versuchte Loïc, seine Schwierigkeiten zu bagatellisieren: »So schlimm ist das alles nicht, ein bißchen Schüchternheit, das ist alles«, »Man muß da auch kein Drama draus machen, ich kann damit ja leben«. Aber immerhin hinderte ihn sein Problem daran, *gut* zu leben. Loïc war als Kind still und zurückhaltend gewesen, er hatte immer wieder Momente der Einsamkeit gebraucht, obgleich er es durchaus vermocht hatte, sich an den Spielen der Gleichaltrigen zu beteiligen. Er hing sehr an seiner Mutter und wurde von ihr tief geprägt. Sie war eine großgewachsene Frau, ein wenig unnahbar und hochnäsig trotz der bescheidenen Verhältnisse, in denen die Familie lebte. Ihr ganzes Leben litt sie an Depressionen. Von der menschlichen Existenz zeichnete sie ihren Kindern ein düsteres Bild, das Loïc in einem Satz zusammenfaßte: »Wir sind hienieden, um Schlimmes durchzumachen.« Der Vater war ein braver Mann, als Persönlichkeit ein wenig farblos; er arbeitete bei der Präfektur und überließ seiner Gattin alle Entscheidungen in Sachen Kindererziehung und Haushaltsführung. Loïc, ältestes von drei Kindern, hat niemals eine engere Bindung an seinen jüngeren Bruder und an seine Schwester gehabt; sie hatten Kontakt miteinander und konnten sich gut leiden, aber niemals hat es zwischen ihnen eine Art Komplizenschaft oder gemeinsame Unternehmungen gegeben. Das Leben in der Familie trug bizarre Züge:

Ich kann mich nicht erinnern, daß meine Eltern einmal Freunde zu Besuch gehabt hätten, und sie hatten sowieso kaum welche. Von Zeit zu Zeit kamen uns diese oder jene Verwandten besuchen, und das war alles. Unser Haus war wie eine kleine abgeschirmte Welt, von der Umgebung hermetisch abgeschlossen: niemals ist der Briefträger oder ein Lieferant ein paar Schritte in den Flur gekommen, selbst bei strömendem Regen nicht. Und jedesmal, wenn es an der Haustür klingelte, löste das bei uns die reinsten Schlachtvorbereitungen aus: niemand durfte noch einen Ton sagen, und mein Vater oder meine Mutter gingen auf Zehenspitzen nachschauen, wer der Eindringling war und ob man ihm die Tür aufmachen mußte. Wenn ich heute daran denke, kommt es mir wirklich absurd vor, aber ich reagiere immer noch ein bißchen auf diese Weise: noch heute erfaßt mich eine vage Unruhe, wenn jemand an der Eingangstür läutet oder wenn das Telefon klingelt, ganz als ob eine Gefahr auf mich lauerte und mich unvorbereitet treffen könnte …

Loïcs Kinderjahre und seine Schulzeit verliefen ohne Probleme und hinterließen keine prägenden Spuren. Seine Lehrer charakterisierten ihn regelmäßig als einen guten Schüler, der aber im Mündlichen zu zurückhaltend sei. Nach dem Abitur entschied er sich für ein kurzes Studium an einer Fachhochschule. Weil er sich unter seinen gleichaltrigen Mitstudenten nicht besonders wohl fühlte, wollte er so schnell wie möglich ins Berufsleben einsteigen. Allmählich fand er immer weniger Gefallen daran, Kontakte zu pflegen und abends mit anderen auszugehen. Er schlug die meisten Einladungen aus und kapselte sich nach und nach von seinem kleinen Freundeskreis ab, bis er endlich nur noch mit zwei engen Freunden verkehrte, die er allerdings selten sah. Er erklärte das mit Zeitmangel, wenn man ihn danach fragte.

Nachdem er einen Job gefunden hatte, kniete er sich voll in seine Arbeit hinein. In dem großen Unternehmen, dessen Forschungsabteilung ihn beschäftigte, begegnete er seiner künftigen Frau. Sie war zurückhaltend und fleißig, ganz nach seinem Bilde. »Wir haben gleich aneinander Gefallen gefunden«, bemerkte er dazu. Bis dahin hatte er praktisch keine Erfahrungen mit Frauen, denn die Mädchen seines Alters fand er flatterhaft, oberflächlich und eigennützig … Er führte ein ruhiges und zurückgezogenes Leben, ging nicht groß aus und beteiligte sich kaum an geselligen Aktivitäten.

Nach einigen Konsultationen gestand er, auf Arbeit sehr isoliert zu sein. Weil er jedem gemütlichen Beisammensein unter Kollegen auswich, am Kaffeeautomaten nicht mit den anderen schwatzte und nicht in den Fluren herumstrich, um den neuesten Klatsch aufzuschnappen, war er nach und nach in eine Außenseiterposition geraten. Außerdem hatte er wenig Talent, die kleinen, netten Worte zu finden, mit denen man sich einen geachteten Platz in einer Gruppe verschafft. Den anderen galt er als streng und kalt, als ein zäher Arbeiter, der ansonsten aber ein wenig langweilig war, ein ziemlich einzelgängerischer Brummbär eben. Er selbst setzte sich im Selbstbedienungsrestaurant nie zu seinen Kollegen, sondern suchte sich immer einen Tisch, an dem er allein Platz nehmen konnte.

Auch Nachbarschaftsbeziehungen pflegte er nicht; für ihn war so etwas »die Quelle allen möglichen Ärgers«:

Wenn man mit den Leuten zu sehr auf du und du ist, nutzen sie das gleich aus: sie hängen bei einem rum, um sich den Rasenmäher oder die Bohrmaschine zu borgen oder um sich zum Essen einladen zu lassen … Man traut sich dann nicht, was zu sagen; sie machen, was sie wollen, und eines Tages hat man die Nase voll, und dann gibt es tüchtig Streit. Abends und am Wochenende bin ich sowieso sehr müde, und dann möchte ich mich in Ruhe mit der Familie erholen und nicht noch jede Menge Leute um mich haben.

Loïc hatte immer gute Gründe parat, um zu erklären, weshalb er sozialen Kontakten auswich. Man hätte ihn für einen Misanthropen halten können, und nach und nach war es mit ihm wohl auch dahin gekommen. Am Ende gestand er, daß er schon zwei schwere Depressionen durchgemacht hatte, die mit Antidepressiva behandelt werden mußten. Zu seiner großen Schande trank er.

Ich trinke, um mich zu entspannen, wenn ich einen Abend unter Leuten oder eine Versammlung durchstehen muß. Aber im Gegensatz zu den meisten Leuten werde ich durch Alkohol nicht aufgeschlossener und lockerer; er dämpft nur ein bißchen meine Angst und macht, daß ich mich nicht allzu elend fühle. Wenn ich getrunken habe, bleibe ich nach wie vor in meiner Ecke, aber ich fühle mich weniger auf dem Sprung, ich schaffe es, ein paar Blicke und ein paar Worte zu wechseln …

Er schien beinahe enttäuscht, daß er nicht zu den Leuten gehörte, denen der Alkohol zu mehr Ungezwungenheit und Lockerheit verhilft, daß er seine Hemmungen nicht löste.

Ich würde gern beliebter und geselliger und brillanter sein; ich leide darunter, daß ich allein bin und niemand auf mich zukommt oder an mich denkt … Aber man kann ja nicht über seinen Schatten springen; die Leute haben mich zu sehr enttäuscht, oder jedenfalls war das mein Eindruck. Ich fürchte mich davor, mir eine Blöße zu geben; jede Geste, mit der man auf den anderen zugeht, macht mir angst, weil ich das Gefühl habe, daß ich dann ganz wehrlos bin. Und außerdem: wenn es schiefgeht, wenn man mich abfahren läßt, wenn man sich über mich lustig macht, und sei es auf harmlose Weise, dann würde mich das voll umhauen … Aber ich bin jetzt achtunddreißig; meine Kinder werden größer und durchschauen mein Verhalten besser; ich will nicht, daß sie so werden wie ich …

Diesmal haben wir es wirklich mit einer pathologischen Form sozialer Angst zu tun, die in den Lehrbüchern der Psychiatrie ihren Platz gefunden hat. Wie alle vermeidend-selbstunsicheren Persönlichkeiten[59] verspürt auch Loïc in sozialen Situationen eine starke Beklemmung; er hat Angst davor, von den anderen ungünstig beurteilt zu werden, und ist sehr empfindlich gegenüber Kritik und Mißbilligung. Außerhalb des engsten Familienkreises hat er kaum einen nahen Freund oder Vertrauten. Er zögert, sich mit anderen Menschen einzulassen, es sei denn, er ist sich ihrer Wertschätzung ganz sicher. Daher meidet er berufliche oder gesellschaftliche Aktivitäten, die sehr auf Kontakt und Kommunikation ausgerichtet sind. In Gesellschaft ist er sehr reserviert und fürchtet, daß er unangebrachte oder dumme Sachen sagen oder auf eine Frage nicht antworten könnte. Ebenso fürchtet er sich davor, in eine peinliche Lage zu geraten, wenn er im Beisein anderer Leute womöglich errötet, zu weinen anfängt oder alle äußeren Anzeichen von Verlegenheit zeigt. Im übrigen überschätzt er die potentiellen Schwierigkeiten, physischen Gefahren oder Risiken, die mit einer banalen, für ihn jedoch ungewohnten Unternehmung verbunden sind.

Loïcs Fall zeigt gut, daß die gesamte Persönlichkeit, die Art und Weise, wie man lebt, denkt und handelt, von dieser Angst vor den anderen betroffen ist.[60] Loïc hat sich eine Existenz zurechtgebaut, die es ihm gestattet, beängstigende Situationen zu umschiffen. Aber welchen Preis muß er dafür zahlen!

Ein Leben, in dem alles haarklein vorgezeichnet ist

Eine solche Existenz erfordert eine Menge planerische Anstrengung. Nichts darf spontan begonnen werden, und bevor man auf irgendeine Frage oder Bitte eingeht, muß man erst sorgsam erkunden, ob die Situation nicht vielleicht verdeckte Gefahren berge. Der Erfindungsreichtum solcher

Menschen wie Loïc kennt keine Grenzen, sobald es darum geht, einer vermeintlichen Gefahr auszuweichen und zum Beispiel die Einladung zu einem gemeinsamen Abendessen abzulehnen oder auch die vom Chef vorgeschlagene Dienstreise. Eine unserer Patientinnen startete jedes Mal, wenn sie eingeladen wurde, eine peinlich genaue Untersuchung, um herauszufinden, wer außer ihr noch da sein würde. Manchmal wollte sie sogar die präzise Sitzordnung wissen, um sicherzugehen, daß sie keinen Unbekannten zum Tischnachbarn oder als Gegenüber haben würde ... Hatte man dennoch einen Fremden neben sie plaziert, schlug sie die Einladung unter den verschiedensten Vorwänden aus. So war sie einmal nur deshalb bereit, an der Hochzeitsfeier eines Cousins teilzunehmen, weil sie die Gäste zum großen Teil kannte. Als es zu Tisch ging, mußte sie jedoch entdecken, daß der mit der Organisation der Feier betraute Onkel die Tischkarten so verteilt hatte, daß jeder links und rechts von sich einen Unbekannten hatte! So wollte der Onkel nämlich eine Grüppchenbildung verhindern und das Kennenlernen erleichtern. Unsere junge Frau begann schon nach einer glaubhaften Ausrede zu suchen, mit der sie der ganzen Zeremonie entfliehen könnte, aber zu ihrem großen Glück respektierte kein Mensch die schönen Vorkehrungen des Onkels: die meisten Gäste setzten sich lieber zu ihren Freunden und Verwandten! Ständige Rechtfertigungen sind der Preis, den vermeidend-selbstunsichere Persönlichkeiten zahlen müssen, um angsterzeugende Situationen meiden zu können.

Ein Patient hatte schon mehrfach Beförderungen ausgeschlagen, die mit einem Umzug und zahlreichen Dienstreisen verbunden gewesen wären: jedes Mal schob er ein Nein von seiner Frau vor, die jedoch von alledem nichts wußte. Solch eine Haltung zerstört schnell jede Spontaneität, und alle Situationen, die ein bißchen über den Rahmen des Gewöhnlichen hinausragen, werden bald zu schrecklichen Heimsuchungen.

Nicht nur, daß vermeidend-selbstunsichere Persönlichkeiten im allgemeinen wahre Meister in der Kunst des Sichherausredens sind, um so in ihrer kleinen und geschützten Routinewelt bleiben zu können – sie versuchen auch, diese Haltung vernunftmäßig zu begründen. Statt einen kritischen Blick auf die eigene Person zu richten, basteln sie sich lieber dauernd Erklärungen zurecht, mit denen sie die »objektive« Wohlbegründetheit ihres Verhaltens beweisen wollen: mal ist es die Müdigkeit (»Also heute abend bin ich wirklich viel zu geschafft, um auszugehen«), mal mangelndes Interesse (»Solche Feten sind doch sowieso immer idiotisch«), mal liegt es ganz einfach an den anderen (»Die Leute geben sich überhaupt keine Mühe, um Neuankömmlinge zu begrüßen«) … Stendhal nannte das in seinem Tagebuch »diese ungute Veranlagung, überall nach Rechtfertigungen für seine Schüchternheit zu suchen«, und Amiel verwies in seinem eigenen Fall auf »die übermäßige Entfaltung des Reflektierens, wodurch Spontaneität, Schwung, Instinkt und damit sogar Kühnheit und Selbstvertrauen beinahe bis zur Unkenntlichkeit verkümmern. Wo ich handeln müßte, sehe ich überall nur Anlässe zu Fehlentscheidungen, die ich später bereuen würde, überall versteckte Drohungen und verborgenen Kummer.«

Alles in allem sagt man sich lieber, daß man keine Lust habe oder nicht könne oder die ganze Sache es nicht wert sei, als daß man sich eingestünde, vor einer Situation Angst zu haben. Ersteres ist nämlich viel bequemer! Und genau darin liegt auch die große Gefahr: am Ende wird das wirkliche Problem »vergessen« und allgemeineren Ursachen zugeschrieben. So bildet sich mitunter eine Weltsicht voller Groll, Verbitterung und Menschenfeindlichkeit heraus … Vor lauter Angst, daß man seine beruhigende kleine Ordnung erschüttern könnte, wenn man auf andere Menschen zugeht, sagt man sich am Ende, daß die anderen eine Enttäuschung sind. Das ist sicher nicht besonders erfreulich, aber so vermeidet man es wenigstens, sich selbst in Frage zu stellen oder sich die wahren Ursachen bewußtzumachen.

Warum soll man sich ändern, wenn es sich sowieso nicht lohnt? Um sich besser abkapseln zu können, findet man die Welt eben öde und die Leute uninteressant.

Wenn das Schutzsystem, das man sich allmählich aufgebaut hat, plötzlich Mängel zeigt oder gar nicht mehr funktioniert, bricht natürlich alles zusammen. Im Falle einer Scheidung oder auch, wenn die erwachsenen Kinder das Haus verlassen, ist der Rückzug auf das Paar oder die Familie nicht mehr möglich. Genausowenig bei manchen äußeren Anlässen: man kann sich zum Beispiel nicht immer gegen eine Versetzung wehren.

Die vermeidend-selbstunsicheren Persönlichkeiten leben besonders unauffällig, ja fast im geheimen; daher ist ihre Zahl wahrscheinlich bedeutend größer als bisher angenommen.[61] Sie geben leider ein wunderbares Beispiel dafür ab, wie sich die Angst vor den anderen in Mißtrauen und eine Zurückweisung der Mitmenschen verwandeln kann …

Kapitel IV

Die soziale Phobie

»Die Hölle, das sind die anderen.«
Jean-Paul Sartre

Sandrine (28) kam in unsere Sprechstunde, nachdem sie eine schwere Depression durchgemacht hatte, bei der die Ärzte auf ihre soziale Phobie gestoßen waren. »Ich hatte keine Ahnung, daß man so etwas behandeln kann«, sagte sie. »Ich dachte immer, es wäre eine Art Schüchternheit, und es würde in meinem Charakter liegen.« Der Gedanke, anderen Menschen zu begegnen, macht ihr angst, außer bei zwei, drei Arbeitskollegen, ein paar Freunden und den Familienmitgliedern. Sie ängstigt sich sogar davor, das Haus zu verlassen und irgend etwas zu unternehmen; ihre Einkäufe erledigt sie stets in Warenhäusern und Supermärkten, und um kleine Geschäfte macht sie einen Bogen, um möglichen Gesprächen aus dem Weg zu gehen. Sie vermeidet es so oft wie möglich, gemeinsam mit einem Nachbarn den Lift zu benutzen, und wenn die anderen für sie die Fahrstuhltür offenhalten, verlangsamt sie lieber ihren Schritt oder vertieft sich gleich am Briefkasten in die Lektüre ihrer Post. Einladungen zu gemeinsamen Abenden schlägt sie aus, wenn sie nicht alle Anwesenden kennt.

All diese Situationen machen mich schon krank, wenn ich nur an sie denke. Das ist besonders seltsam, weil ich als Kind nicht schüchtern war, sondern eher schwatzhaft und extravertiert. Im Grunde war ich ein unruhiges kleines Mädchen, das nicht stillsitzen konnte und insgeheim immer Angst hatte, den anderen nicht zu gefallen und nicht akzeptiert zu werden. Mir wird das erst heute richtig klar …

Als leistungsstarke und wißbegierige Schülerin durfte Sandrine bald eine Klasse überspringen. Ihre Eltern drängten sie sehr dazu, sich auf die schulische Arbeit zu konzentrieren.

Meine Eltern waren immer im Streß, das liegt bei uns in der Familie. Meine Mutter ist genauso schüchtern wie ich; wenn sie nicht Einkäufe erledigen oder uns zur Schule bringen mußte, habe ich sie sehr selten das Haus verlassen sehen. Sie war einfach immer da für ihren Mann und für ihre Kinder. Selbst wenn sie niemals von ihren Gefühlen sprach, hat sie uns sehr geliebt, vielleicht sogar zu sehr; sie hat uns ein wenig ... wie sagt man ... ein wenig erdrückt mit ihrer Liebe ...

Sandrines Vater war ein strenger Mann, der wenig sprach, und wenn, dann in schroffem Ton; die ganze Familie fürchtete seine Interventionen. Nie zeigte er seine Gefühle, egal welcher Art sie waren, und er geizte auch mit ermutigenden Worten.

Ich erinnere mich, daß ich ihn nur einmal in einer schwierigen Lage erlebt habe. Die ganze Familie war in der Stadt einkaufen, und zufällig lief uns sein Chef über den Weg. Mein Vater war nämlich Abteilungsleiter in einem Warenhaus. Ich sah ihn plötzlich eine demütige und untertänige Haltung annehmen, er machte tiefe Bücklinge und sagte alle drei Sekunden: »Ja, Monsieur, sehr wohl, Monsieur.« Als der Chef sich entfernte, ging für einen Moment so etwas wie ein Zögern und Schwanken durch die ganze Familie; alle hatten die Szene schweigend verfolgt. Mein Vater reagierte für ein paar Augenblicke überhaupt nicht; er mußte erst wieder in die Rolle des Pater familias hineinfinden. Aber die Zeit reichte, damit wir alle diesen Bruch bemerkten oder vielleicht eher errieten, denn hinterher vergaß ich diese Geschichte; sie fällt mir erst jetzt wieder ein, wo ich Ihnen über meine Vergangenheit erzähle.

Während Sandrine sich in der Grundschule einigermaßen wohl fühlte, machte ihr der Übergang ans Gymnasium sehr zu schaffen. Ihre Freundinnen aus der ehemaligen Klasse waren jetzt an verschiedenen anderen Schulen, und sie hatte nicht genug Zeit, um sich an die vielen neuen Lehrer zu gewöhnen. All das destabilisierte sie beträchtlich. Sie begann, sich von den anderen abzukapseln, und gewann kaum neue Freunde. Sie klagte damals häufig über Bauchschmerzen und Kopfweh, aber die Ärzte konnten nichts herausfinden. Einer von ihnen, dem sie anvertraut hatte, daß sie sich am Gymnasium nicht wohl fühlte, riet den Eltern, sie solle die Schule wechseln, aber ihr Vater war strikt dagegen.

Im Grunde habe ich kaum Erinnerungen an diese Jahre, außer daß ich mich schrecklich langweilte und daß nach und nach absurde Furchtgefühle und sinnlose Ängste in mir aufstiegen. Ich versuchte stets, nicht aufzufallen, und fremde Blicke machten mich immer beklommener. Ich fühlte mich nicht wohl in meiner Haut, ich konnte mich nicht leiden, ein bißchen so, wie es allen Jugendlichen geht, nur wahrscheinlich viel heftiger. Eines Tages kam, was irgendwann kommen mußte. In der Zehnten, kurz nach den großen Ferien, holte mich der Physiklehrer an die Tafel. Er war ein besonders sadistischer Mensch, der mich vor allen Schülern lächerlich machte. Ich wäre am liebsten im Erdboden versunken; ich wußte nicht, was ich sagen sollte, und um so verlegener ich wurde, desto mehr machte er mich nieder. Ich hatte den Eindruck, daß es Stunden dauerte. Die ganze Klasse lachte; er grinste und war entzückt, seinen Humor zur Schau stellen zu können. Ich habe den ganzen Tag niemandem mehr in die Augen zu sehen gewagt. Zu Hause heulte ich den ganzen Abend, meine Mutter wußte nicht mehr, was sie tun sollte; sie holte einen Arzt, dem ich aber nichts sagen wollte. Sie glaubten, ich wäre schwanger, so verstört war ich. Am nächsten Tag weigerte ich mich, zur Schule zu gehen, und ich bin zwei Wochen zu Hause geblieben. Als ich ans Gymnasium zurückkam, war endgültig alles gelaufen, ich war in meiner eigenen Klasse für immer an den Rand geschoben, ich fühlte mich an meiner Schule wie eine Fremde. Und vor allem, ich fühlte mich nirgendwo mehr in Sicherheit, wo ich nicht allein war; ich hatte das Gefühl, die Gefahr, das heißt der Spott der anderen, würde jeden Moment über mich hereinbrechen … Ich glaube, damit begann dieses Unglück, diese Verdüsterung; damals fingen die Leiden an, die mir heute noch zu schaffen machen.

Sandrines Störung verschlimmerte sich. Sie bewältigte ihr Abitur ohne Schwierigkeiten, obgleich sie in den Stunden fast nie den Mund aufbekam. Die Studienjahre waren für sie jedoch ein Martyrium, und sie machte sich so klein und unauffällig wie möglich, damit der Blick der anderen sie nicht traf. Vor den Eltern und anderen ihr nahestehenden Menschen konnte sie ihre Leiden verbergen. Sie beunruhigten sich nicht weiter darüber, daß Sandrine keine Freunde nach Hause brachte, abends nicht ausging und daß sie die Wochenenden und Ferien immer im Elternhaus verbrachte.

Wovor ich eigentlich Angst habe, weiß ich selber nicht so genau ... Auf jeden Fall vor dem Blick der anderen, in fast allen Lebenslagen, oder jedenfalls immer dann, wenn ich nicht in Deckung bin, wenn ich mich zeigen und aus der Anonymität heraustreten muß. Sogar bei ganz albernen Sachen: wenn ich einen Scheck ausfülle, jemanden um eine Auskunft bitte oder meinem Friseur sagen soll, welchen Haarschnitt ich möchte ... Ich bin unglaublich erfindungsreich, um mich mit meiner Angst abzustimmen: ich mache Umwege, ich erfinde Ausreden, ich bin wirklich eine Weltmeisterin in Ausweichmanövern ... Aber all das erschöpft mich; mir fällt es immer schwerer, mit dem Leben zurechtzukommen.

Sie hatte es nur mit der allergrößten Mühe in unsere Sprechstunde geschafft: ein Dutzend Mal hatte sie den Telefonhörer in die Hand genommen und nach dem ersten Läuten wieder aufgelegt, und als endlich ein Termin vereinbart war, hätte sie an der Tür des Wartezimmers fast noch eine Kehrtwendung gemacht.

Ich hatte Angst, daß ich Ihnen die Zeit raube und daß Sie sagen könnten: Ihr Fall interessiert mich nicht, meine Gute, und außerdem gibt es auch gar kein Mittel gegen Ihre niedlichen kleinen Zustände ...

Unter allen Formen sozialer Angst ist die soziale Phobie sicher die spektakulärste, und sie beeinträchtigt das Leben der Betroffenen auch am stärksten. Die ihr zugrunde liegenden Mechanismen unterscheiden sich nicht so sehr von denen, die uns alle in bestimmten Momenten einmal erfassen können: »Schaut man in den Spiegel des Wahnsinns, so gewahrt man darin sein eigenes Gesicht.«[62] Wo liegt dann aber der Unterschied? Was macht aus der sozialen Phobie eine richtige Krankheit?

Eine Phobie ist eine intensive, unsinnige, verstandesmäßig nicht kontrollierbare Angst, die von bestimmten Situationen ausgelöst wird. Schon der Gedanke, mit dem Gegenstand seiner Ängste konfrontiert zu werden, löst beim Phobiker starkes Unbehagen aus, und er richtet sein Leben so ein, daß er das Gefürchtete meiden kann. Die Phobie unterscheidet sich also von einfachen Angstgefühlen durch die Stärke der Angstreaktion und die Vermeidungsstrategien. Es ist zum Beispiel gut möglich, daß Sie Spinnen nicht leiden können und ein banges Gefühl haben, wenn Sie in einem alten Haus übernachten müssen, von dem Sie wissen, daß es alle möglichen Krabbeltiere beherbergt. Sie werden dann nachschauen, ob sich nicht zufällig ein Spinnennest unter Ihrer Bettdecke verbirgt, und wenn sich so ein Tier Ihren Pantoffeln zu sehr genähert hat, werden sie es zertreten. Dann werden Sie sich schlafenlegen, und damit hat es sich. Wenn Sie jedoch an einer Spinnenphobie leiden, würden Sie einen Ohnmachtsanfall bekommen, sobald sich das erste behaarte Spinnenbein hinter einem Balken hervorschiebt. Im übrigen würden Sie eine Einladung zu einem Wochenende im Landhaus sowieso nur annehmen, wenn Sie sich vorher genau nach dem dortigen Insektenbestand erkundigt und einen massiven DDT-Schlag in Haus, Speicher und Umgebung gefordert haben ...

Genauso verhält es sich mit sozialen Phobien. Das bißchen Furcht, welches Sie manchmal verspüren, wenn Sie vor Publikum sprechen sollen, oder die Verlegenheit, die sich Ihrer bemächtigt, wenn Sie einer hochgestellten Persönlichkeit vorgestellt werden, sind abgemilderte Versionen der heftigen Panikattacken, von denen der Sozialphobiker gebeutelt wird, wenn er dem Blick des anderen ausgesetzt ist, einem, wie er meint, zwangsläufig kritischen Blick.

Diese Störung betrifft ungefähr zwei bis vier Prozent der Gesamtbevölkerung.[63] Untersuchungen haben ergeben, daß diese Zahlen auch für unser Land zutreffen.[64] Das bedeutet, daß es unter 55 Millionen Franzosen eine oder zwei Millionen Betroffene gibt, was der Einwohnerzahl von Städten wie Lyon oder Marseille entspricht ... Eine noch aktuellere Studie[65] läßt sogar darauf schließen, daß mehr als zehn Prozent aller Amerikaner zu einem bestimmten Zeitpunkt ihres Lebens von einer sozialen Phobie betroffen sind, sei es in ihrer vollständigen Form oder in weniger umfassenden Ausprägungen, die dennoch starke Beeinträchtigungen bewirken. Die soziale Phobie würde damit unter allen mentalen Störungen zum dritthäufigsten Krankheitsbild, gleich nach der Depression und dem Alkoholismus. Dennoch ist sie lange Zeit verkannt geblieben. Erst seit 1980 wird sie im weltweit meistbenutzten differentialdiagnostischen Handbuch verzeichnet, im berühmten DSM der American Psychiatric Association. Gerade diese offizielle Beglaubigung war ein wichtiger Auslöser dafür, daß sich die Forschungen zu Epidemiologie und Behandlung dieser Krankheit vervielfachten. Im Gegensatz zu andersgearteten psychischen Leiden bleibt die soziale Phobie unauffällig. Sie hat kein mysteriöses oder spektakuläres Verhalten zur Folge, wie man es etwa bei der Schizophrenie oder bei manischen Schüben antreffen kann. Sie stört auch andere Leute nicht so sehr wie etwa eine psychisch bedingte Magersucht. Sie hat im Unterschied zur Paranoia keine Aggressivität gegen die anderen im Gefolge und, anders als die Depression, auch keine Aggressivität gegen die eigene Person. Das Hauptproblem bei der sozialen Phobie ist, daß sie häufig unerkannt bleibt, etwa so, wie man bei einem sehr artigen und zurückhaltenden Kind erst sehr spät merkt, daß es vielleicht gar nicht artig ist, sondern deprimiert, und vielleicht nicht zurückhaltend, sondern gehemmt.

Woran kann man eine soziale Phobie erkennen?

Der Phobiker hat dauerhaft Angst vor einer oder mehreren Situationen, in denen er womöglich von anderen Menschen aufmerksam beobachtet wird, und er fürchtet, daß er von den anderen gedemütigt und in eine peinliche Lage gebracht wird. Er umgeht also diese Situationen oder verspürt bei ihrem Herannahen eine intensive Angst. Diese Neigung zum Vermeiden wirkt sich auf die berufliche Laufbahn wie auf die üblichen sozialen Kontakte aus. Die betroffene Person ist sich der übersteigerten oder irrationalen Ausprägung ihrer Ängste bewußt.

Man unterscheidet spezifische Formen von sozialer Phobie, bei denen eine bestimmte Situation gefürchtet wird, von eher generalisierten Formen.[66] Im ersten Fall ist es den Betroffenen fast unmöglich, etwa unter dem Blick der anderen zu essen, zu schreiben, umherzuschlendern oder zu arbeiten; sie können auf öffentlichen Toiletten nicht urinieren und vor einer Gruppe nicht das Wort ergreifen. Die generalisierte Form, an der zum Beispiel Sandrine litt, zeichnet sich durch eine umfassende Rückzugs- und Ausweichhaltung aus, die schwere soziale und berufliche Konsequenzen hat. In der Praxis ist es nicht immer ganz einfach, beide Formen voneinander zu trennen. Oft ermöglicht gerade die Art und Weise, in der die Patienten ihre Störung beschreiben, den Unterschied zu erfassen: jemand klagt vor allem darüber, daß er nichts essen kann, wenn andere Leute mit am Tisch sitzen, aber nach einer gründlichen Befragung entdeckt der Arzt, daß diese Person noch zahlreiche andere Situationen fürchtet. Sie lösen nur keine Angstzustände aus, weil der Patient sie von vornherein umgeht.

Bei extremen Ausprägungen, die man als »Panphobie« (die Angst vor allem) bezeichnen könnte, werden sämtliche soziale Interaktionen zum Problem. Das bringt eine Lebensweise voller Zwänge mit sich. Man mag es kaum glauben, aber manche Menschen schaffen es tatsächlich hervorragend, alle Situationen zu meiden, in denen jemand seinen Blick auf sie richtet oder sie anspricht. Der Preis dafür ist natürlich ein beträchtliches psychisches Leiden und eine bedeutende Einengung der sozialen Kontakte, die sich auf den Austausch mit langjährigen Bekannten und in von vornherein überschaubaren Kontexten beschränken. Eines Tages kam zu uns eine etwa fünfzigjährige Patientin, die ihr ganzes Leben auf diese Weise funktioniert und sich hauptsächlich ihren Kindern zugewendet hatte. Sie konsultierte den Psychiater, als die Kinder erwachsen waren und das Elternhaus verließen – nun fühlte sie sich schrecklich einsam.

Was die soziale Phobie vor allem auszeichnet, ist die Stärke der Emotionen:

In solchen Augenblicken kippt um mich herum alles in sich zusammen. Ich habe den Eindruck, daß der Horizont sich umkehrt und mein ganzer Kopf verkehrt herum steht, und das schreckliche Gefühl, am Grunde eines Trichters zu sitzen, in dem alle Blicke zusammenlaufen. Mein Herz pocht so stark, als wollte es aus der Brust springen, an den Schläfen pocht der Puls. Ich nehme alle Geräusche wahr, als würden sie von riesigen Lautsprecherboxen verstärkt. Meine Hände zittern, und die Knie werden mir weich.

Ein Alltag voller Tücken

Es handelt sich dabei um eine echte Alarmreaktion des Organismus, um Manifestationen des Entsetzens, wie man sie auch in einer extremen Streßsituation hervorbringen würde, etwa wenn man zur Geisel genommen würde oder ein Erdbeben miterlebte. Nur daß im Falle einer sozialen Phobie schon der Blick der Milchverkäuferin die Reaktion auslöst! Für den Sozialphobiker wird jede kleine Besorgung, jede harmlose Unternehmung zu einer schweren Prüfung. Lesen Sie zum Beispiel, was Anne in ihr Tagebuch eintrug, das sie während der Therapie führte:

Bei einem Unfall im Juni 1992 wurden der rechte Kotflügel und der rechte Scheinwerfer meines Autos beschädigt, so daß ich nicht mehr mit ihm fahren konnte. Obwohl ich zu 100 Prozent versichert bin, erfand ich tausend Gründe, um den Wagen nicht wieder in Ordnung bringen zu lassen …

Das Ergebnis war, daß aus meinem Auto ein Jahr später ein richtiges Wrack geworden war. Ein erster Strafzettel ließ mich noch nicht zu Taten schreiten (ich bekam bloß mehr und mehr Angst vor einer neuerlichen Ordnungsstrafe). Zweimal hintereinander wurden mir die Räder gestohlen. Das führte noch immer zu keiner Reaktion (ich verzichtete lieber auf das Umherfahren, als daß ich neue Räder besorgte).

Doch ist das Leben in so einer Vorstadt sehr schwierig, wenn man kein eigenes Transportmittel besitzt, und deshalb beschloß ich, einen Gebrauchtwagen zu kaufen. Das Projekt blieb monatelang auf Eis liegen, und meine Freunde mußten erst nachhelfen, damit ich endlich handelte. Beim Verkäufer setzte ich alles daran, die Sache so schnell wie möglich über die Bühne zu bringen, und ich wies nur sehr schüchtern auf meinen alten Wagen hin und versuchte nicht einmal, für ihn noch Geld herauszuschlagen. Der Gebrauchtwagenhändler versprach mir, jemanden anzurufen, der sich ums Abschleppen kümmern würde.

Eine Woche später wollte ich mein Auto in Empfang nehmen, aber es war noch nicht fertig. Statt mein gutes Recht einzufordern, habe ich mich fast entschuldigt für mein frühes Erscheinen, und man ließ mich eine geschlagene Stunde warten. Was meinen alten Wagen betraf, so sagte mir der Verkäufer, daß er ganz einfach nicht mehr an ihn gedacht hätte, und anstatt auf meinem Recht zu bestehen, entschuldigte ich mich wieder, weil ich ihm so eine Arbeit überhaupt aufgeladen hatte.

Eine Woche später mußte ich wegen der Papiere hin, die natürlich nicht fertig waren. Der Verkäufer meinte wieder, er hätte es vergessen, und ich antwortete, es hätte sowieso keine Eile damit. (Das stimmte nicht, denn inzwischen hatte ich einen Einschreibebrief von der Wohnungsgenossenschaft erhalten, in dem man mich aufforderte, meine alte »Ente« wegzuschaffen.)

Und beim nächsten Mal schließlich, als die Papiere endlich soweit waren, war der Verkäufer nicht da, und ich konnte niemanden fragen, wie es in Sachen Abschleppen stand. Obwohl ich inzwischen einen Strafzettel für zwei Wochen Falschparken verpaßt bekommen habe, konnte ich mich bis heute nicht durchringen, noch einmal bei der Werkstatt nachzuhaken, damit die versprochene Dienstleistung endlich ausgeführt wird. Die Lage wäre immer noch dieselbe, wenn ich nicht schließlich eine Firma gefunden hätte, die Autowracks kostenlos abtransportiert …

Diese Patientin erklärte am Ende einer Konsultation einmal:

Man hört andauernd, daß unsere Gesellschaft es nicht mehr erlaube, so zu kommunizieren wie früher. Das ist total falsch! Ich verbringe schließlich meine ganze Zeit damit, der Kommunikation zu entfliehen, und ich kann Ihnen sagen, daß es nicht leicht ist, all den Leuten zu entkommen, die mit einem reden oder zumindest ihre Umgebung genau ausspähen wollen.

Das Leben der Sozialphobiker ist tatsächlich extrem kompliziert. Wissenschaftler haben neun Situationen hervorgehoben, die für solche Menschen besonders belastend sind: wenn sie einem Unbekannten vorgestellt werden, einer Person mit beeindruckendem sozialen Status begegnen, wenn sie einen Anruf entgegennehmen oder selbst telefonieren, bei sich zu Hause Besuch empfangen, bei der Ausführung einer Aufgabe beobachtet werden, wenn sie zur Zielscheibe einer Hänselei werden, im eigenen Haushalt enge Bekannte bewirten sollen, wenn sie unter fremden Blicken etwas schreiben oder in der Öffentlichkeit sprechen müssen.[67] Da bleibt kaum noch ein Augenblick der Ruhe!

Lob der Flucht

So kommt es auch, daß der Phobiker bei jeder Gelegenheit die Flucht ergreift. Jemand, der eine Taubenphobie hat und gerade auf einer Parkbank ausruht, wird die Beine in die Hand nehmen, wenn sich neben ihm eine alte Dame mit einer großen Tüte Körner niederläßt und die Tauben aus der ganzen Umgebung in einem Wirbel aus Federn, Gegurre und Flügelschlägen einfallen. Ebenso wird der Sozialphobiker stets den Rückzug antreten, sobald sich der Blick der anderen auf ihn richtet. Daß eine solche Haltung permanent eingenommen wird, ist auch genau das Unterscheidungskriterium zwischen sozialer Phobie und »gewöhnlicher« sozialer Angst. Nach und nach verliert man so die Gewohnheit, sich bestimmten Situationen zu stellen, die für die meisten Menschen ganz alltäglich sind. Der Phobiker glaubt schließlich sogar, daß bestimmt das Allerschlimmste passiert wäre, wenn er die Situation nicht umschifft hätte. Das erinnert ein wenig an die Geschichte von dem Mann, der eine Straße entlanggeht und dabei ein weißes Pulver um sich herum verstreut. Ein anderer Passant hält ihn auf und fragt: »Warum streuen Sie denn dieses Pulver in die Luft?« – »Um die Elefanten fernzuhalten.« – »Aber hier ist noch nie ein einziger Elefant vorbeigekommen!« – »Natürlich nicht, ich streue ja auch immer Anti-Elefanten-Pulver!« Dieser absurde Mechanismus wirkt wie eine sogenannte »Negativverstärkung«: jedes Mal, wenn ein Verhalten eine unangenehme Lage vermeiden hilft, wird es dadurch »verstärkt«, das heißt, es wird mit größerer Wahrscheinlichkeit von neuem auftreten. Ganz so, als würden die Sozialphobiker in ihrer Flucht vor anderen Menschen gleich noch einen guten Grund mehr für eben diese Flucht finden!

Masken und Mißverständnisse

Zahlreiche Sozialphobiker wirken kühl und unnahbar. Das erklärt sich aus der angstvollen Anspannung, die sie in Kontaktsituationen empfinden, und aus ihrem Wunsch, den anderen auf Distanz zu halten, damit die eigene Verletzlichkeit nicht sichtbar wird. So schaffen es manche unter ihnen, die anderen irrezuführen; lieber wollen sie für unsympathische Snobs gehalten werden als für krankhaft schüchterne Leute! Eine unserer Patientinnen, die außergewöhnlich gut aussieht, aber von wirklicher sozialer Phobie erfaßt ist, kam sich bei jedem der zahlreichen Annäherungs- und Verführungsversuche durch Männer ihrer Umgebung wie in einem Alptraum vor. Sie fürchtete, die anderen könnten ihre Phobie bemerken; sie fühlte sich ganz außerstande, die Avancen eines Mannes zu ertragen, weil sie ihn nicht zurückzuweisen verstand, ihm aber auch nicht nachgeben konnte. So legte sie allen Leuten gegenüber eine unfreundliche Art an den Tag, was – zusammen mit ihrer Schönheit – ausreichte, um die meisten Störenfriede auf sichere Distanz zu halten. Übrigens heiratete sie schließlich einen unauffälligen und eher häßlichen Mann, der jedoch intelligent und ausdauernd genug gewesen war, sie in kleinen Schritten »zutraulich« zu machen. An seiner Seite fühlte sie sich »nicht so minderwertig« ... Ihre Ehe überlebte die »Heilung« nicht: sobald sie mehr Selbstvertrauen gewonnen hatte, verließ sie ihren Partner!

Dieser Mechanismus ist auch eine Erklärung für viele aggressive Verhaltensweisen. Lieber ein »Meckerheini« oder sogar ein »Brutalo« sein als ein Opfer! Zahlreiche Sozialphobiker versuchen, auf diese Weise ihre Störung zu tarnen, und zwar sogar vor ihren Angehörigen. Eine junge Studentin hatte eine Zwillingsschwester, mit der sie nie über ihr Problem gesprochen hatte, weil sie fürchtete, kein Verständnis zu finden. Dabei litt die Schwester unter den gleichen Schwierigkeiten ... Eine Mutter hatte ihre Störung niemals den Kindern eingestanden. Nun standen sie kurz vor der Hochzeit und wollten vorher eine gemeinsame Mahlzeit organisieren, auf der sich die verschiedenen Familien kennenlernen konnten. Da diese Frau seit ewigen Zeiten nur immer im Kreise ihrer Familie gespeist hatte, wurde sie von einer solchen Panik ergriffen, daß sie schließlich zu uns in die Sprechstunde kam, was sie schon monatelang vor sich hergeschoben hatte. Gar nicht erst zu reden von dem jungen Mann, der die Blicke und das Urteil der anderen so sehr fürchtete, daß er zum Skinhead wurde!

Auch manche Berufswahl findet so ihre Erklärung. Ärzte, die unter einer sozialen Phobie leiden, werden sich für ein Fachgebiet entscheiden, in dem sie sich mit den Patienten nicht unterhalten müssen – vielleicht für Anästhesie oder Radiologie! Andere Fälle sind dramatischer, so etwa der eines Geschichtslehrers, der seinen Beruf schließlich nicht mehr ausüben konnte und Nachtwächter in einer großen Fabrik wurde, weil es ihn krank gemacht hatte, tagtäglich den Schülern, Eltern und Kollegen gegenübertreten zu müssen.

Für den Sozialphobiker gibt es keine harmlosen Kontaktsituationen. Jeder Satz, jede Bewegung, jeder Blick und jeder Handschlag sind für ihn wie eine mündliche Prüfung vor einer unerbittlichen Kommission. In seinem Geist fest verankert sind »Gefahrenschemata« vom Typ »Die Leute fällen immer strenge Urteile über ihre Mitmenschen«, »Sie werden unvermeidlich mit Aggressivität, Verachtung oder Ironie reagieren, wenn sie meine Schwächen herausfinden« etc. Das kann bis zu einer pseudo-paranoiden mentalen Funktionsweise führen, wie wir es an einer unserer Patientinnen gut beobachten konnten. Als sie das Sprechzimmer betrat, stellte sie fest, daß wir ihren Sessel zurückgeschoben hatten. Der vorhergehende Patient hatte am Ende seiner Konsultation ein paar Fragebögen ausgefüllt; dazu mußte er den Sessel dicht an den Schreibtisch rücken. Da wir wußten, daß unsere Patientin an sozialer Phobie litt, sagten wir uns, daß sie während der Sprechstunde auf jeden Fall bequem sitzen sollte, weil sie sonst womöglich gar nichts sagen oder tun würde. So hatten wir den Sessel eben ein Stück zurückgeschoben, ehe wir sie baten, Platz zu nehmen. Die Sitzung wurde schwierig, und nach einer Weile begannen wir zu überlegen, warum die Patientin so nervös war. Es lag am weggerückten Sessel! Sie hatte unsere Geste so interpretiert, daß wir sie auf Distanz halten wollten, weil wir sie nicht sympathisch fanden oder weil sie nicht gut roch … Ihr ganzes Leben bestand aus solchen Augenblicken. Ein anderer Patient, der oft feuchte Hände hatte, reagierte auf jede Begrüßung mit Handschlag auf ebenso pathologische Weise: wenn ihm jemand die Hand schüttelte, verfluchte er insgeheim seinen Gesprächspartner, weil der ihn in eine so unbehagliche Lage brachte; reichte man ihm aber nicht die Hand, fragte er sich gleich, ob das nicht vielleicht ein Zeichen von Ungnade, Zurückweisung oder Ekel sei …

Eine Krankheit, die behandelt werden muß

Die soziale Phobie steht häufig am Ursprung anderer psychischer Komplikationen. Nach Schätzungen verschiedener Studien leiden etwa 70 Prozent aller Sozialphobiker noch unter weiteren psychischen Problemen.[68] Dazu gehören oft andere Angststörungen wie die generalisierte Angststörung oder die Agoraphobie, die Angst, sich von zu Hause zu entfernen. Ihr Zusammenhang mit der sozialen Phobie ist ziemlich logisch: es ist soviel einfacher und angenehmer, in den eigenen vier Wänden zu bleiben, fern vom Blick der anderen! Den nächsten Platz nimmt mit etwa 20 bis 40 Prozent aller Fälle der Alkoholismus ein. Viele Trinker sind tatsächlich Menschen mit Angststörungen.[69] Die mächtigen anxiolytischen Wirkungen von Alkohol erklären dieses Phänomen: er hilft, das Eis zu brechen und bestimmte Hemmungen abzubauen. Aber für manche Menschen ist er auch ein Hilfsmittel, um sich ohne allzu intensive Ängstlichkeit der Wirklichkeit zu stellen. Ein Patient konnte seine Wohnung nicht verlassen, wenn er zuvor nicht ein Dutzend Flaschen Bier konsumiert hatte.[70] Von einfacher Schüchternheit oder Bammel sind wir hier weit entfernt!

Schließlich folgt auch die Tatsache, daß soziale Phobien in 50 bis 70 Prozent aller Fälle eine Depression nach sich ziehen, einer gewissen Logik. Die Abkapselung des Individuums, sein ständiges Zweifeln an den eigenen Fähigkeiten und der nervliche Verschleiß, den die Angst vor bestimmten alltäglichen Situationen mit sich bringt, erklären das zur Genüge. Wie viele Depressionen mögen also daraus resultieren, daß die anderen uns selten oder nie ihre Anerkennung zeigen?[71] Wie viele Depressionen beruhen wohl auf dem Unvermögen, mit anderen Menschen brauchbare Beziehungen zu knüpfen, auf der starken Neigung, jedes Geschehnis unter negativen Vorzeichen zu interpretieren und sich letzten Endes in eine dürftige kleine Welt zurückzuziehen?[72] Wie viele Depressionen sind in Wirklichkeit Ausdruck eines Beziehungsdefizits, statt daß sie aus den Tiefen des Individuums hochgestiegen wären? Umgekehrt kann eine Depression schon vorhandene, aber bislang gut kompensierte Beziehungsschwierigkeiten verschärfen. Ein Allgemeinmediziner überwies einmal eine Patientin an uns, deren Depression sich sehr lange hinzog, obwohl ihr das richtige Antidepressivum verschrieben worden war und sich manche Symptome wie Schlaf, Appetit und Planungsvermögen schon deutlich gebessert hatten. Nach mehreren Gesprächen gestand uns die Patientin, daß sich hinter ihrem Zögern, das Haus zu verlassen und wieder unter Leute zu gehen, in Wirklichkeit eine tiefe Angst verbarg, Nachbarn oder Händler auf Fragen antworten zu müssen: »Na so etwas, wo haben Sie denn die ganze Zeit gesteckt?« oder »Was, Sie sind krank geschrieben? Aber Sie sehen blendend aus!«. Das Gebirgsstädtchen war ihr plötzlich ein unerträglicher Ort geworden, und es fiel ihr schwer, den kleinsten Schritt zu tun, ohne sich beobachtet zu fühlen; es schien ihr, daß man ihr Tun und Lassen, die geringste Bemerkung sogleich kommentieren und beurteilen würde. Wie es in solchen Fällen oft vorkommt, hatte sie sich niemandem zu offenbaren gewagt, so schamerfüllt und verwirrt hinterließ sie diese plötzliche innerliche Verwandlung.[73] Wie viele langanhaltende Depressionen verbergen solch eine ausgeprägte Schwierigkeit des Individuums, mit seiner Umgebung zufriedenstellende Beziehungen zu knüpfen?

Dritter Teil

Aber warum haben wir eigentlich Angst vor den anderen?

Kapitel I

Die Mechanismen der Psyche

»Ich denke, also bin ich.«
René Descartes

Alle an sozialer Angst leidenden Menschen sagen uns das gleiche: Sie begreifen nicht, was mit ihnen geschieht und weshalb sie sich im Angesicht anderer in einen solchen Zustand hineinsteigern. Ihre geistigen Funktionsmechanismen scheinen völlig unlogisch zu sein. Was passiert in ihrem Kopf denn nun wirklich?

Schaltzentrale Gehirn

Unser Gehirn ist ein komplexes Organ. Seine erste Funktion ist das Empfangen von Informationen. In jeder beliebigen Situation, so banal sie auch sein mag, bestürmen uns zahllose Informationen, die wir mit den Augen, den Ohren, der Haut und allen Sinnesorganen aufnehmen.

So betreten wir an einem Winterabend vielleicht ein Restaurant, um mit Freunden zu Abend zu essen. Fast im selben Augenblick erreichen uns Hunderte von Sinneseindrücken. Wir sehen den gut besuchten Raum, die Gerichte auf den Tischen, den Wandschmuck und die Grünpflanzen, die geschäftigen Kellner, das besorgte Gesicht des Wirtes und in der Ecke das Liebespärchen, das ganz mit sich selbst beschäftigt ist. Wir hören das Gewirr der Stimmen, die Hintergrundmusik (vielleicht ein Konzert von Vivaldi?), das Geklapper der Gabeln. Wir fühlen die ein wenig feuchte Wärme des Raumes. Wir nehmen einen angenehmen Bratenduft wahr, aber auch den Geruch einer Zigarette, die jemand ganz in der Nähe raucht, und sogar das Parfüm der eleganten Dame am Eingang.

Überflutet von so vielen Informationen, widmen wir nicht

allen dieselbe Aufmerksamkeit. Das Gehirn beschränkt sich nicht darauf, die empfangenen Signale festzuhalten, es ordnet sie auch. Eine gewisse Anzahl von Informationen, die unsere Sinne durchaus registriert haben, kommen uns gar nicht zu Bewußtsein. Wenn einer unserer Freunde von dem prächtigen Gummibaum spricht, der neben der Bar prangt, müssen wir zugeben, daß wir ihn gar nicht bemerkt haben, obwohl er mehrere Male in unser Gesichtsfeld geraten war. Allerdings ist unser Freund auch betrübt, weil seine Grünpflanzen alle beide dahinsiechen. Wir hingegen haben vor allem die nicht sehr gewinnende Art des Personals am Eingang des Restaurants registriert.

Die Informationsauslese des Gehirns vollzieht sich auf extrem komplexe Weise. Sie hängt von unserer Persönlichkeit ab, von unseren Wertvorstellungen und von vorangegangenen Erlebnissen. Aber auch von dem, was uns gerade in diesem Moment beschäftigt, von unserer augenblicklichen emotionalen Verfassung. Macht uns zum Beispiel der Gedanke Sorgen, wir könnten in diesem Restaurant, das man uns so nachdrücklich empfohlen hat, womöglich keinen Tisch mehr bekommen, dann wird unser Gehirn gewiß solche Informationen wie das verdrossene Gesicht des Oberkellners bei unserer Ankunft an die vorderste Stelle rücken und die Tatsache, daß die meisten Tische belegt sind. Sie treten uns stärker ins Bewußtsein als die Grünpflanzen oder die Musik von Vivaldi. Manchmal kann sich dennoch eine Information mit Macht nach vorn drängen, die mit der momentanen Geistesverfassung gar nichts zu tun hat. Dann kommen die im Speicher des Gehirns vergrabenen Erinnerungen ins Spiel. Sie werden durch eine aktuelle Stimulation wiedererweckt, zum Beispiel durch das Parfüm der Dame, das uns an eine frühere Begegnung erinnert.

Den Kopf voller Kognitionen

Aber damit hat sich die Arbeit unseres Gehirns noch nicht erledigt. Es gibt den Informationen, die es willkürlich ausgewählt hat, auch einen Sinn oder vielmehr, es löst in uns eine Bedeutung aus. Beim Anblick des provokativ üppigen Gummibaumes fragt sich unser Freund wahrscheinlich, weshalb seiner nicht ebenso schön aussieht. Er sagt sich, daß ihn der Blumenverkäufer hereingelegt hat (und zu welchem Preis!) oder daß man den Restaurantbesitzer fragen müßte, wie er sein Exemplar pflegt ... Und wir, die wir so gern in diesem Restaurant essen wollten, beginnen z.B. angesichts der finsteren Miene des Wirtes zu bedauern, nicht rechtzeitig reserviert zu haben. Solche automatischen Gedanken, die spontan in unserem Bewußtsein auftauchen, sobald es von einer entgegengenommenen Information stimuliert wird, bezeichnen die Psychologen als Kognitionen. Es handelt sich um einen inneren Diskurs, den wir uns selbst liefern und der unbedeutend sein kann (»Guck bloß, der Kellner hat ja einen drolligen Schnauzbart!«) oder auch ernsthaft (»Meine Freunde werden enttäuscht sein«), optimistisch (»Wir finden in dieser Gegend bestimmt ein anderes Restaurant«) oder negativ (»Der Abend ist pfutsch!«). Weil wir uns ständig in einer informationsreichen Umgebung befinden, durchqueren diese Kognitionen pausenlos unser Bewußtsein. Wir können solche Gedanken, die sich dem Bewußtsein mit mehr oder weniger Nachdruck aufdrängen, kaum kontrollieren. Manche von ihnen sind beinahe so laut wie ein Schrei, etwa wenn sich jemand in der Warteschlange vordrängelt und wir uns sagen: »Also wirklich, das ist skandalös! Der treibt es echt zu weit!« ... Andere sind weniger intensiv und werden uns fast zugeflüstert; wir müssen sozusagen die Ohren spitzen, um uns ihrer bewußt zu werden.

Die kognitive Psychologie hat nachweisen können, daß solche automatischen Gedanken von einem Individuum zum anderen extrem variieren und vor allem, daß einige von ihnen sehr eng mit Angstgefühlen verbunden sind. In derselben Lage können unterschiedliche Personen (oder sogar dieselbe Person zu verschiedenen Zeiten) auch unterschiedliche Kognitionen haben. Stellen wir uns einen Referenten vor, dem jemand nach dem Vortrag eine spitzfindige Frage stellt. Sehr verschiedene Gedanken können in ihm auftauchen: »Schau an, ihn interessiert, was ich gerade vorgetragen habe« oder »So ein Blödmann! Wie kann er mir bloß so eine Frage stellen!« oder auch »Ich werde bestimmt keine Antwort zustande bringen«. Natürlich hat sich unser Referent den Gedanken, der sich in ihm breitmacht, nicht extra ausgesucht ... Er muß ihn über sich ergehen lassen, aber vor allem muß er auch die Folgen dieses Gedankens über sich ergehen lassen. Sein emotionaler Zustand wird nämlich je nach Art der Gedanken sehr unterschiedlich sein. Beim Gedanken Nr. 1 wird er sich beruhigt und zufrieden fühlen, bei Nr. 2 verspürt er Zorn und Aggressivität, während Nr. 3 von Angst und Verlegenheit begleitet wird. Wenn unser Redner von sozialer Angst betroffen ist, wird ihm natürlich vor allem die letztgenannte Art von Gedanken durch den Kopf gehen.

Fragt man einen an sozialer Angst leidenden Menschen, wie seine automatischen Gedanken aussehen, wenn er mit anderen Menschen konfrontiert wird, so stellt man fest, daß sie tatsächlich sehr merkwürdig sind. »Ich mache bestimmt einen dämlichen Eindruck«, kam es einem unserer jungen Patienten jedes Mal in den Sinn, wenn er sich mit einem Mädchen unterhielt. »Man wird mich für geldgierig halten«, dachte eine Patientin, wenn sie verliehenes Geld zurückverlangte. »Niemand interessiert sich für mich«, sagte sich ein anderer Patient, wenn er auf einer Versammlung das Wort ergriff. Forscher auf dem Gebiet der Psychologie fanden heraus, daß all diese quälenden Gedanken gar nicht, wie man lange angenommen hatte, die Folge sozialer Angst waren, sondern im Gegenteil vielleicht gerade ihre wichtigste Ursache, aus der alle anderen Symptome hervorgingen. Mit anderen Worten: Wenn jemand Angst verspürt, dann gut und gern deshalb, weil ihm in einer sozialen Situation bestimmte Gedanken kommen.

Die kognitive Herangehensweise liefert uns eine sehr präzise Erklärung für emotionale Zustände.[74] Wir geraten nicht in Zorn, weil wir in tiefster Nacht den Fernseher unseres Nachbarn laufen hören, sondern weil wir uns sagen, daß dieser Nachbar wirklich total unhöflich und rücksichtslos ist. Und fühlen wir uns traurig und enttäuscht, weil jemand, den wir lieben, nichts von sich hören läßt, dann deshalb, weil wir Gedanken haben wie »Er interessiert sich nicht mehr für mich, er hat mich vergessen«. Spürt der von sozialer Angst betroffene Mensch Verlegenheit und Unbehagen, sobald ihm zum Beispiel jemand in die Augen schaut, liegt das daran, daß sein Bewußtsein sogleich mit Gedanken des Typs »Er merkt, daß ich rot werde« überschwemmt wird. Aber haben das nicht schon gewisse Philosophen im ersten Jahrhundert nach Christus festgestellt, wenn sie behaupteten: »Bereitet dir ein äußeres Ereignis Kummer, so ist es nicht das Ereignis, sondern dein Urteil über das Ereignis, welches dich bekümmert«[75]?

Die doppelte Evaluation

Das Modell der doppelten Evaluation wird oft herangezogen, um Streßreaktionen zu verstehen; es wirft jedoch auch auf soziale Angst ein erhellendes Licht.[76] Wird der an sozialer Angst Leidende mit einer für ihn heiklen Situation konfrontiert, macht er sich, oft mehr oder weniger unbewußt, sogleich an eine doppelte Bewertung, einerseits der vorliegenden Bedrohung und andererseits der eigenen Ressourcen, um dieser Bedrohung zu begegnen. Soll er zum Beispiel vor versammelter Mannschaft das Wort ergreifen, in der Arbeitsgruppe oder während einer Sitzung, versucht er zunächst, die der Situation innewohnenden Risiken abzuschätzen. Ist das Publikum kritisch? Besteht es aus Experten oder aus Laien? Ist es zum Zuhören motiviert, oder muß man es erst einmal erobern? Ist es uns mehr oder weniger feindlich gesonnen? Der Ängstliche untersucht dann sein eigenes Potential: Hat er genügend Erfahrung mit solchen Situationen? Beherrscht er den Gegenstand? Fühlt er sich gut?

Das Angstgefühl schwillt nicht nur an, weil er über diesen Fragen herumgrübelt. Ebenso neigt er dazu, Risiken überzubewerten; er malt sich die Gleichgültigkeit oder gar Feindseligkeit der Zuhörer in den schwärzesten Farben aus; er stellt sich vor, wie eine Fülle von destabilisierenden Fragen, die er nicht korrekt beantworten kann, auf ihn einprasseln werden, und gleichzeitig unterschätzt er seine eigenen Fähigkeiten. »Ich werde ein lächerliches Bild abgeben, ich werde herumstottern und alle meine Ideen durcheinanderbringen; die anderen werden mich für inkompetent halten.« All diese Befürchtungen entspringen nicht einer unparteiischen und objektiven Beobachtung der Wirklichkeit, sondern den inneren Zweifeln des Ängstlichen. Wenn an sozialer Angst leidende Menschen ihre Schwierigkeiten zu erklären versuchen, bringen sie alle ihren Mangel an Selbstvertrauen ins Spiel. Dieser Mangel ist in Wahrheit nichts anderes als die Neigung, sich selbst zu unterschätzen und Hindernisse überzubewerten.

Die Irrwege der Logik

»Ich stand mit meinen Bürokollegen am Kaffeeautomaten … eine der Situationen, die ich nicht besonders mag«, erzählte uns Jean-Yves, Angestellter bei einer großen Bank. »Wie üblich schwatzten sie über alles und nichts, und ich sagte mir, daß ich mich auch ein bißchen daran beteiligen sollte. Da begann ein Kollege über einen Film zu sprechen, der neu in die Kinos gekommen war und den ich am Wochenende gerade gesehen hatte. Ich erzählte von dem Film, ohne daß es mir große Mühe bereitete. Aber als einer der Anwesenden auf seine Armbanduhr schaute, begann ich mich unwohl zu fühlen; ich hatte mehr und mehr Mühe, meine Gedanken zusammenzuhalten, ich wich den Blicken der anderen aus und wußte nicht, wie ich mich aus der Klemme ziehen sollte.« Als Jean-Yves bemerkte, wie sein Kollege auf die Uhr sah, war automatisch ein Gedanke in ihm aufgestiegen: »Alle langweilen sich mit mir.« Unter denselben Umständen hätten auch ganz andere Gedanken hervortreten können, etwa »Er muß wohl eine dringende Arbeit fertigstellen« oder »Dieser Durand zeigt sich mal wieder von seiner unhöflichsten Seite« oder vielleicht auch überhaupt kein Gedanke. Aber nein, es war ausgerechnet eine Idee, die Jean-Yves' soziale Angst nur noch mehr entfachen konnte. Warum schoß ihm gerade dies durch den Kopf?

Hier drängt sich von neuem der Vergleich mit einem Computer auf. Zwischen der Wahrnehmung eines Ereignisses in unserer Umgebung (»Jemand hat auf seine Armbanduhr geschaut«) und dem Auftauchen einer Kognition in unserem Geist (»Alle finden mich langweilig«) hat unser Gehirn die aufgefangenen Daten verarbeitet. Weil es aber keine unfehlbare Maschine ist (und meistens ist das auch besser so!), können ihm bei der Informationsverarbeitung Irrtümer unterlaufen. Einen solchen haben wir schon erwähnt: es greift nur bestimmte Informationen auf und vernachlässigt andere. So ist bei Jean-Yves gerade der Blick des Kollegen auf die Uhr ausgewählt worden, während er vielleicht im selben Moment bei einer anderen Person alle Anzeichen aufmerksamen Zuhörens hätte bemerken können. Der berühmte Psychotherapeut Paul Watzlawick hat einmal voller Humor geschrieben: »Beginnen wir mit den Verkehrsampeln. Sie dürften bereits bemerkt haben, daß sie die Neigung haben, so lange grün zu sein, bis Sie daherkommen, und dann genau zu jenem Zeitpunkt von gelb auf rot zu wechseln, an dem Sie es nicht mehr riskieren können, doch noch über die Kreuzung zu fahren. Widerstehen Sie den Einflüsterungen Ihrer Vernunft, wonach Sie mindestens ebenso oft auf grüne wie auf rote Ampeln stoßen, und der Erfolg ist verbürgt. Ohne zu wissen, wie Sie es eigentlich fertigbringen, werden Sie jede rote Ampel zum bereits erlittenen Ungemach addieren, jede grüne dagegen ignorieren.«[77] Der von sozialer Angst ergriffene Mensch geht genauso vor: Er achtet nur auf Leute, die gähnen, woanders hinschauen, schwierige oder überhaupt keine Fragen stellen und die ihn ignorieren oder kritisieren.

Einer weiteren Klasse von Irrtümern ist gemeinsam, daß man unbewiesene Schlußfolgerungen zieht. Ein Ereignis kann im allgemeinen auf vielfältige Weise interpretiert werden, vor allem, wenn es uns an Detailinformationen fehlt, um es in seiner Gesamtheit zu verstehen. Jemand schaut Sie aufmerksam an, während Sie mit ihm sprechen. Muß das automatisch bedeuten, daß er danach Ausschau hält, ob Sie womöglich gerade erröten? Ihr Nachbar hat Sie auf der Straße nicht gegrüßt. Gibt es dafür nur die Erklärung, daß er Sie verachtet? Auf Arbeit macht jemand eine kritische Bemerkung. Muß man daraus den felsenfesten Schluß ziehen, daß diese Person Sie nicht mehr leiden kann? Gewiß nicht, denn es gibt eine Menge andere plausible Erklärungen, zu denen ein sozialängstlicher Mensch jedoch kaum einmal greift. »Ich habe das Gefühl, ich werde paranoisch«, sagte uns eines Tages eine Patientin. »Alles hat eine bestimmte Bedeutung, und die kann nur negativ für mich sein.«

Von sozialer Angst betroffene Menschen nehmen viele Ereignisse sehr persönlich. Sie schreiben sich in überzogenem Maße die Verantwortung für alle möglichen Dinge zu. Einer unserer Patienten erzählte: »Letztens im Restaurant hatte der Kellner schlechte Laune. Ich habe sofort gedacht, er ist auf mich sauer, weil ich ihm gesagt habe, er solle sich ein bißchen beeilen mit der Rechnung.« Und ein leitender Angestellter in einem Unternehmen, der sich fürchtete, vor seinen Mitarbeitern das Wort zu ergreifen, mußte folgendes eingestehen: »Wenn ich jede Woche auf der Sitzung der Handelsverantwortlichen Bereich für Bereich die Verkaufszahlen vorstelle und irgendwo im Raum Anzeichen von Unaufmerksamkeit sehe, sage ich mir jedesmal voller Beklommenheit, daß ich ein schlechter Redner bin. Dabei ist es natürlich so, daß einen diese Sturzflut von Zahlen schon an und für sich tüchtig anödet.«

Die Tendenz zum Aufbauschen negativer Ereignisse und zur Unterschätzung der positiven ist ebenfalls charakteristisch für die Funktionsweise der Psyche sozialängstlicher Menschen. Eine Sekretärin offenbarte uns, daß sie sich getraut hatte, eine beanstandete Ware im Laden umzutauschen, doch sie fügte gleich hinzu: »Das war aber auch nicht schwer, die Verkäuferin war in Ordnung, und ich habe gar nichts Besonderes dafür machen müssen.« Als es ihr ein anderes Mal im Betrieb nicht gelang, ihre Urlaubsdaten zu verschieben, hatte sie sich hingegen gleich gesagt: »Ich bin überhaupt nicht imstande, mich im Leben durchzusetzen.« So wird mit zweierlei Maß gemessen! Diese Art und Weise, bei Erfolgen anders zu argumentieren als bei Fehlschlägen, ist den Psychologen wohlbekannt.

»Alle finden mich langweilig«, dachte Jean-Yves am Kaffeeautomaten. »Nie kann ich mich durchsetzen«, schlußfolgerte die Sekretärin. Auch die Generalisierung ist eine Denkform, die man bei sozialängstlichen Menschen antrifft. Die in ihrem Kopf auftauchenden Kognitionen laufen auf ein »immer« oder ein »nie im Leben« hinaus, auf ein »überhaupt niemand« oder ein »alle«.

Dieses Fehlen von Nuancen findet sich in einer anderen Art von Irrtümern wieder, die dadurch gekennzeichnet ist, daß man die Wirklichkeit auf dichotomische Weise zu erfassen sucht, in absoluten Kategorien von Gut und Böse, Gut und Schlecht oder Erfolg und Mißerfolg. Einen Theaterschauspieler befiel die Angst besonders am Ende jeder Vorstellung, wenn das Publikum zum Applaus ansetzte. Seine Überlegung war dann: »Wenn das Publikum nicht wie wild klatscht, hat es sich den ganzen Abend über königlich gelangweilt.« Eine junge Frau erklärte uns, wie sie auf eine kritische Bemerkung ihrer Freundin reagierte: »Wenn sie mich nicht mit allem Drum und Dran liebt, dann verabscheut sie mich.« Für manche an sozialer Angst leidende Personen ist typisch, daß sie alles schwarz oder weiß sehen, ohne die vielen Zwischentöne von Grau. Es geht ihnen wie den Leuten, die von einem Gänseblümchen ein Blütenblatt nach dem anderen abzupfen und dabei murmeln: »Sie liebt mich – liebt mich nicht – sie liebt mich – …«

Weil unser Gehirn nicht gemäß einer unfehlbaren Logik funktioniert, können jedem Individuum kognitive Irrtümer unterlaufen. Jeder von uns wählt Informationen willkürlich aus, jeder zieht unbewiesene Schlüsse, nimmt Dinge persönlich und verallgemeinert, jeder übersteigert oder unterschätzt Ereignisse und urteilt nach dem Alles-oder-nichts-Prinzip. Aber die an sozialer Angst leidende Person macht dies alles auf viel systematischere Weise, und während bei den meisten von uns das Denken nur gelegentlich solche Wege einschlägt, gehen die Gedanken der sozialängstlichen Menschen andauernd in diese Richtung. Wie wir noch sehen werden, spielt das Herausstellen dieser ständigen logischen Irrtümer bei den kognitiven Therapien der sozialen Angst eine wichtige Rolle.[78]

Kognitivistische Psychologen haben sehr bald bemerkt, daß diese automatisch auftretenden Gedanken zwar wichtig sind, weil sie über unsere Verlegenheit bzw. Ungezwungenheit in einer sozialen Situation entscheiden, daß sie aber sozusagen nur die sichtbare Spitze des Eisbergs darstellen. Auf dem Grund unserer Psyche sind Überzeugungen und Wertvorstellungen verankert, die wir uns selbst konstruiert haben und die unsere eigene Person und andere Menschen betreffen. Beim sozialängstlichen Menschen lauten sie besonders häufig »Ich darf niemanden ärgern oder stören, sonst werde ich gleich zurückgestoßen«, »Es ist notwendig, daß mich jedermann liebt und achtet«, »Damit man in den Augen der anderen glaubwürdig bleibt, muß einem alles, was man anpackt, auch gelingen« usw. Wie man sieht, handelt es sich um persönliche Regeln, die wir uns selbst auferlegt haben. Sie nehmen die Form imperativischer Botschaften an, die stets mit »Es ist unbedingt nötig, daß ...« oder »Ich muß ...« beginnen. Diese kognitiven Schemata (so werden sie von den Psychologen genannt) bleiben, zumindest in ihrer Rohform, in den meisten Fällen unbewußt.[79] Sie bilden das Grundgerüst unserer Psyche, sie sind ganz besonders stabil und ausdauernd. Während einer Psychotherapie lassen sie sich oft nur schwer verändern.

Man muß es sich so vorstellen, daß diese Regeln normalerweise still vor sich hinschlummern und nur in bestimmten Situationen wirksam werden. So wird das Schema »Alle Leute müssen mich gut finden« abrupt aktiviert, wenn uns zum Beispiel jemand kritisiert.

Diese Schemata haben sich auf der Grundlage von persönlichen Erfahrungen und der individuellen Biographie aufgebaut. Ebenso spiegelt sich in ihnen eine Reihe von Wertvorstellungen der jeweiligen Epoche und des sozialen Umfeldes wider. In dieser Hinsicht sind zum Beispiel Sprichwörter ein gutes Verzeichnis der kollektiven Glaubensinhalte einer bestimmten Kultur, wenngleich manche von ihnen universell verbreitet und somit für die menschliche Gattung charakteristisch sind. Als Beispiel sei nur das berühmte »Der Mensch ist des Menschen Wolf« zitiert, das nur allzusehr an die für soziale Angst typischen Gefahrenschemata erinnert.

Aber wie ist es zu erklären, daß sich diese Überzeugungen nicht ändern, obwohl sie von der Wirklichkeit häufig Lügen gestraft werden? Ein Teil der Antwort findet sich in den Arbeiten von Jean Piaget.[80] Dieser berühmte Psychologe hat aufgezeigt, daß wir in jeder Situation, die unsere tiefverwurzelten Überzeugungen aktiviert, zur Assimilation neigen: Wir versuchen, die Lage mit unseren Überzeugungen in Einklang zu bringen. Daher sieben wir nur solche Elemente der Situation aus, die sich mit unserer Überzeugung decken, oder wir messen einem Element nur solche Bedeutungen bei, die in eben diese Richtung gehen. Die umgekehrte Tendenz, die man als Akkomodation bezeichnet, tritt beim Menschen viel seltener auf: Sie würde darin bestehen, daß das Individuum seine Überzeugung umkrempeln müßte, wenn sie mit der Realität nicht in Einklang steht. Vereinfachend kann man sagen, daß es Assimilationsprozesse sind, die im sozialängstlichen Menschen permanent ablaufen und sein Problem am Leben erhalten, während die Akkomodation die bevorzugte Vorgehensweise bei der psychotherapeutischen Arbeit ist. Denn nur sie kann im Patienten eine Veränderung auslösen.

Selbstbild und Selbstwahrnehmung

Soziale Angst tritt besonders häufig auf, wenn das Individuum auf andere Menschen einen vorteilhaften Eindruck machen möchte, es aber nicht zu schaffen glaubt.[81] So ergeht es dem, der sich um eine Stelle bewirbt und beruflich höchst kompetent wirken möchte, aber auch dem Gast bei einem geselligen Abendessen, der zeigen möchte, wie kultiviert und interessant er ist, oder dem Verehrer, der seiner Liebsten deutlich machen will, was für ein sensibles und tiefgründiges Geschöpf er ist … Anders gesagt: Die Schwierigkeiten treten in Situationen hervor, in denen etwas auf dem Spiel steht, wenn eine »Mission zu erfüllen« ist, wie es einer unserer Patienten ausdrückte. Die Dienstversammlung, auf der das ganze Team normalerweise unbefangen über alles mögliche redet, wurde an dem Tag, als der Direktor an ihr teilzunehmen beschloß, plötzlich zur Schweigerunde …

Aber es ist nicht immer so offensichtlich, daß etwas auf dem Spiel steht. Was hat wohl die Hausfrau zu fürchten, daß sie ständig so gehemmt ist, wenn sie auf der Elternversammlung etwas sagen müßte? Was der junge Mann, daß er ins Stottern gerät, wenn er ein Brot kauft? Überhaupt nichts – es sei denn das Urteil der anderen. Ihre Furcht gründet sich auf den Wunsch, einen guten Eindruck zu machen, der seine Wurzeln im Bedürfnis nach der Anerkennung und Wertschätzung unserer Mitmenschen hat. Die Furcht, von den anderen nicht geachtet zu werden oder diese Achtung noch nicht einmal zu verdienen, macht einen Grundpfeiler sozialer Angst aus. Sie zeugt meist davon, daß man sich selbst sehr hohe (oder *zu* hohe) Maßstäbe gesetzt hat, die man erfüllen zu müssen glaubt, um mit der eigenen Leistung zufrieden sein zu dürfen. Menschen mit sozialer Angst legen sich in den meisten Fällen die Latte zu hoch. So kommt es auch, daß sie in Situationen oder mit Personen, die für sie zählen, besonders versagensgefährdet sind.

Sozialängstliche Personen haben eine geschärfte Eigenwahrnehmung, welche ihr Leistungsvermögen in sozialen Situationen beeinträchtigt und sie richtiggehend behindert. »In den Momenten, wo bei mir der Streß ausbricht, kann ich mich praktisch gar nicht mehr auf die Situation konzentrieren: je stärker meine Angst wird, desto weniger kann ich noch etwas anderes tun, als vom besten Logenplatz aus ohnmächtig dieses Anschwellen der Angst zu verfolgen …« Diese unfreiwillige Selbstbeobachtung, dieses Scharfstellen der Optik auf das eigene Innenleben ist charakteristisch. Im Augenblick der Konfrontation mit streßerzeugenden Situationen kümmern sich die an sozialer Angst leidenden Menschen nicht stärker um das Urteil der anderen, als es Personen tun würden, die nicht ängstlich sind. Dafür werden sie jedoch buchstäblich überfallen von negativen Gedanken über die eigene Person und ihre Störung.[82] Bereits im 19. Jahrhundert schrieb ein Autor: »Schüchtern zu sein bedeutet gewiß immer, linkisch und begriffsstutzig zu sein, aber wer linkisch oder begriffsstutzig ist, muß deshalb nicht unbedingt schüchtern sein. Wenn man linkisch ist und es nicht weiß, ist man im Grunde nur plump oder ungeschickt; aber wenn man linkisch ist und es genau weiß und darunter leidet, ist das Schüchternheit im engeren Sinne.«[83]

Ganz wie es einer unserer Patienten ausdrückte: »Das Problem ist nicht der andere, das Problem bin ich.« Daraus erklärt sich auch, daß man zwei große Typen von sozialer Angst unterscheiden kann, je nachdem, ob diese eher um die eigene Person kreist oder auf die anderen gerichtet ist. Doch selbst soziale Angst, die ursprünglich nicht aus einer überscharfen Eigenwahrnehmung hervorgegangen ist, nimmt schließlich deren Züge an. Diese Erscheinung ist im übrigen mit dem Gefühl gekoppelt, nicht wie die anderen zu sein: arm inmitten von Reichen, Frau in einem Männermilieu, blaß inmitten von Braungebrannten, schlecht angezogen inmitten elegant gekleideter Leute.

Letztendlich rührt soziale Angst also zu einem guten Teil davon her, daß die betroffene Person sich ihrer Störung nur zu sehr bewußt ist und gar nicht anders kann, als ihre Aufmerksamkeit ganz um diese Störung kreisen zu lassen.[84]

Kapitel II

Vom Ursprung der Ängste

»Und warum all das? *Weil ich geboren wurde.*«
Cioran

Die Ursachen für die verschiedenen Formen sozialer Angst sind außerordentlich komplex. Wie bei den meisten psychischen Problemen greifen Angeborenes und Erworbenes quasi unentwirrbar ineinander. Daß soziale Angst so vielfältige Masken tragen kann, macht die Angelegenheit noch komplizierter: Muß das, was auf die Schüchternheit zutrifft, auch für die soziale Phobie oder die vermeidend-selbstunsichere Persönlichkeit gelten? Alle wissenschaftlichen Untersuchungen auf diesem Gebiet werfen, so spannend sie oft auch sind, mehr Fragen auf, als daß sie klare Antworten lieferten.

Eine von vielen Faktoren beeinflußte Störung

Wie fast alle psychischen Schwierigkeiten und auch etliche physische Erkrankungen ist die soziale Angst eine sogenannte plurifaktorielle Störung: ihre Ursachen sind sowohl biologischer Natur (und eventuell erblich) als auch psychodynamischer Art (sie gehen aus der Individualbiographie der Person hervor) und soziologischer Prägung (mit dem Milieu, der Epoche und dem kulturellen Umfeld verknüpft).

Diese verschiedenen Faktoren können unterschiedlich stark wirken. In manchen Fällen ist die biologische Last beträchtlich, und die sozialen und individualgeschichtlichen Faktoren haben die Störung nur an der Oberfläche beeinflußt oder ihr Ausbrechen begünstigt. In anderen Fällen ist es umgekehrt: die Erziehungsfaktoren, das Verhalten der Eltern, das Milieu, in welchem sich die Person entwickelte, hatten bei der Ausprägung der Störung ein viel größeres Gewicht als eventuelle organische oder erbliche Ursachen. Meist sieht es aber so aus, als würden alle diese Faktoren etwas beisteuern.

Angeborene Tendenzen sind in jedem von uns am Wirken; sie bilden ein Erbgut, das der menschlichen Gattung eigen ist oder auch charakteristisch für bestimmte familiäre Abstammungslinien. Diese Tendenzen, die sehr früh im Leben sichtbar werden können, stellen eine Art Basismaterial dar (früher nannte man es »Temperament« oder »Charakter«, Begriffe, die heute wieder in Mode kommen), ein Terrain, auf welchem die persönlichen oder sozialen Erfahrungen mehr oder weniger tiefe Wurzeln schlagen. Die Erfahrungen resultieren natürlich aus der Beziehung des Individuums zu seinem engen Familienkreis. Welches erzieherische und affektive Verhalten haben die Eltern ihm gegenüber gezeigt? Wie haben sie sich selbst im Alltag verhalten? Welche prägenden Ereignisse oder womöglich Traumata hat es gegeben?

Schließlich können zu diesem schon recht komplexen Gebilde noch die sogenannten kulturellen Faktoren treten: je nach Umfeld und Epoche erweisen sich bestimmte persönliche Tendenzen als mehr oder weniger störend, als von der Umgebung mehr oder minder akzeptiert. So verhält es sich etwa mit den Zwängen des sozialen Milieus in bezug auf die Geschlechterrollenverteilung: bei einem kleinen Mädchen wird soziale Angst von der Umgebung zum Beispiel eher akzeptiert als bei einem kleinen Jungen.

Angeborenes und Erworbenes

Wissenschaftler haben versucht, biologische Fehlfunktionen aufzuzeigen, welche für die eine oder andere Manifestation von sozialer Angst verantwortlich sein sollen: verschiedene Gehirnmonoamine[85] sollen eine Rolle spielen oder auch der Cortisolspiegel im Urin.[86] Andere haben die Kernspinresonanz[87] untersucht, das Elektroenzephalogramm etc. Bis heute erlauben diese Arbeiten nicht, eine klare Ursache-Folge-Beziehung nachzuweisen. Wie bei allen anderen psychischen Erkrankungen stellt sich hier noch immer die folgende Frage: Selbst wenn es möglich ist, biologische Fehlfunktionen ausfindig zu machen – sind sie dann Ursachen oder Folgeerscheinungen der Störung?

Zu den Forschern, die auf diesem Gebiet am weitesten vorgestoßen sind, zählt Jérôme Kagan von der Harvard University. Er vertritt die Ansicht, daß ungefähr 15 bis 20 Prozent aller Kinder (zumindest unter der weißen Bevölkerung) mit einer neurochemischen Ausprägung zur Welt kommen, die sie besonders anfällig für Schüchternheit macht oder jedenfalls für die mit Schüchternheit einhergehenden Symptome sozialer Angst wie etwa gehemmtes Verhalten. Laut Kagan hätten diese Kinder in ihrem Gehirn einen Mandelkörper (corpus amygdaloideum) ererbt, der in bestimmten Streßsituationen besonders heftig reagiert.[88] »Wenn ein schüchternes Kind zum ersten Mal in den Kindergarten geht, ist es ebenso gestreßt wie ein Gladiator, wenn er in der Arena den Löwen gegenübersteht«, sagte er einmal in einem Interview.[89] Nach den sehr seriösen Arbeiten dieses Wissenschaftlers und seines Teams gibt es bei Kindern von Geburt an, und zwar bewirkt von genetischen oder pränatalen Einflüssen, zwei hauptsächliche Verhaltenstendenzen in ungewohnten Situationen: eine neugierige Annäherung oder ein Vermeiden. Diese Tendenzen können sehr früh festgestellt werden: ein Kind, welches im Alter von vier Monaten in ungewohnten und neuartigen Situationen viel zappelt und schreit, wird sich mit neun, vierzehn und vierundzwanzig Monaten ebenso verhalten.[90] Da diese Anzeichen von Angst systematisch von Pupillenerweiterung und typischen Veränderungen des Herzrhythmus begleitet sind (Pulsbeschleunigung, fehlende Abstimmung mit den Atembewegungen ...), nimmt Kagan an, daß eine Fehlfunktion im limbischen System und vor allem im Mandelkörper des Gehirns vorliegt. Diese Fehlfunktion soll vor allem in einer Hypersensibilität gegenüber streßerzeugenden Situationen bestehen. Alles in allem entspricht das auch dem gesunden

Menschenverstand: jede Mutter weiß, daß manches ihrer Kinder frühzeitig »sensibler« wirkt als andere.

Die möglichen genetischen Grundlagen für soziale Angst hat man bei Tieren aufzeigen können; bei Rhesusaffen entdeckte man zum Beispiel familiäre Abstammungslinien von sozialängstlichen Tieren.[91] Wenn sie mit unbekannten Situationen oder Individuen konfrontiert werden, zeigen diese Affen alle äußeren Anzeichen sozialer Angst: eine meßbare emotionale Aktivierung, ein Erstarren oder Vermeiden. Man konnte auch eine Linie schüchterner Mäuse isolieren; bei ihnen allen maß und beobachtete man dieselben typischen Anzeichen ängstlicher Gehemmtheit angesichts unbekannter Artgenossen. Aber sogar in Tierfamilien kann der »Stil der Eltern« solche erblichen Neigungen modifizieren!

Beim Menschen führt man Studien an Zwillingen durch: erblich bedingte Eigenschaften müssen sich in diesem Fall viel häufiger bei allen beiden Kindern wiederfinden, wenn sie eineiige (also »echte«) Zwillinge sind. Die meisten Untersuchungen dieser Art bestätigen, daß der sozialen Phobie mit großer Wahrscheinlichkeit ein genetischer Faktor eigen ist. In einer großangelegten Studie an Zwillingen konnte der genetische Anteil an der Herausbildung einer sozialen Phobie mit etwa 30 bis 40 Prozent bewertet werden.[92] Das ist beträchtlich, läßt aber trotzdem einen weiten Raum für die Einflüsse aus der Umgebung, die Verstärkung der Anlagen durch eine bestimmte Erziehung und die familiären Faktoren der Störung!

Ein programmiertes Verteidigungssystem

Manche Forscher haben die These aufgestellt, daß soziale Angst eine in der menschlichen Gattung angelegte Möglichkeit sei (aber nicht ausschließlich beim Menschen, denn wir haben ja schon gesehen, daß auch bestimmte Säugetierarten betroffen sein können). So scheinen bestimmte Phobien des Menschen sehr weit verbreitet zu sein und sich leichter auszubilden als andere: es wird einfacher sein, bei jemandem eine Hundephobie auszulösen als eine Zahnbürstenphobie. Die verbreiteten Phobien sollen Ängsten entsprechen, die für das Überleben der menschlichen Gattung zumindest in einer bestimmten Epoche unerläßlich waren.[93]

Auf diese Weise können zwei Typen von Phobien unterschieden werden: einerseits die »prätechnologischen«, die wir sozusagen aus den Zeiten ererbt haben, in denen der Mensch noch direkt mit Situationen konfrontiert wurde, die sein Überleben gefährdeten, andererseits die »posttechnologischen«, welche Situationen entsprechen, die es am Beginn der Menschheitsgeschichte noch nicht gab. Phobien des ersten Typs soll man sich bedeutend leichter zuziehen als die des zweiten Typs, welche eine viel intensivere Konditionierung erforderten.

Wir können dieses Modell mühelos auf die Ängstlichkeit und die soziale Phobie übertragen: es ist möglich, daß vor langer Zeit die Begegnung mit unbekannten Menschen eine reale Gefahr darstellte. Gleiches galt für ein isoliertes Individuum, auf das sich die Blicke einer ganzen Gruppe richteten (das Fixieren des Gegenübers leitet bei vielen Tierarten ein Aggressionsverhalten ein), für Situationen, in denen man einem dominanten Subjekt Auge in Auge gegenüberstand, oder für die Tatsache, daß man Anzeichen von Furcht oder emotionaler Erregung zeigte. Ein Individuum, das solch ein Maß von Angst nicht spontan, also genetisch übertragen, aufwies, hätte demnach geringere Überlebenschancen gehabt als seine Artgenossen.

Solch eine Argumentation läuft auf die Behauptung hinaus, daß jede Angststörung für das Überleben der Art früher einmal eine grundlegende Rolle gespielt hat. Angsttendenzen, die zur Herausbildung der Agoraphobie führten (also der Angst, sich von zu Hause oder einem anderen sicheren Ort weit zu entfernen und sich an einem Platz zu befinden, wo einem niemand zu Hilfe eilt), hätten also die Funktion gehabt, unsere entfernten Vorfahren davon abzuhalten, sich zu weit von ihren Höhlen fortzubegeben ... Ebenso würde es sich mit der Angst vor der Dunkelheit oder der Furcht vor Tieren mit Fell verhalten, die beide ziemlich häufig auftreten und in der Kindheit erworben werden.

Manche Wissenschaftler haben sich in ihren Überlegungen zu den gattungstypischen Faktoren noch weiter vorgewagt.[94] Ihnen zufolge haben soziale Angst und ihre Auswirkungen auf das Verhalten (Dialektik von Dominanz und Gehemmtsein; Vermeidungs- und Fluchthandlungen) in unserer Gattung überdauert, weil sie sich als mächtiger Faktor bei der Wahrung des Zusammenhalts menschlicher Gruppen erwiesen und ein permanentes Gerangel um die Macht verhindert haben. Diese Forscher meinen, daß jedes menschliche Wesen sein Beziehungsumfeld mit Hilfe zweier Wahrnehmungssysteme »lese«, von denen das eine auf die Gefahrensignale ausgerichtet sei, das andere auf die Signale für Sicherheit. Das Gefährdungssystem setze sich aus drei Subsystemen zusammen. Das erste, ein Anti-Raubtier-System, sei dazu bestimmt, physische Bedrohungen frühzeitig zu erkennen. Das zweite betreffe den Begriff des Territoriums und stehe am Ursprung aller Verhaltensweisen, die auf Verteidigung oder Aufteilung des Lebensraums gerichtet sind. Das dritte sei am ausgefeiltesten und wurde in der Entwicklung der Arten erst spät ausgebildet; es soll bei den Säugetieren das Leben in der Gruppe regeln, indem es Rituale für Dominanz und Unterordnung schaffe.

Das auf die Signale für Sicherheit ausgerichtete System erlaube es, in der Umgebung nicht bloß potentielle Gefahren auszumachen, sondern in ihr auch Anzeichen zu erkennen, die es gestatten, die Wachsamkeit ruhen zu lassen. Auch hier teilen sich drei Subsysteme die Arbeit. Das erste betreffe ganz einfach die Fähigkeit, in der Umgebung beruhigende Signale wahrzunehmen. Es entspreche dem Reflex des Tieres, das aus seinem Bau kriecht und sich vergewissert, ob es in der Umgebung nicht vielleicht ungewohnte Gerüche, Laute oder Bewegungen gibt, die auf eine Bedrohung hindeuten. Das zweite verweise auf die Theorie der Anhänglichkeit und existiere bei den Säugetieren: es gibt Individuen, die uns besonders viel Sicherheit einflößen; meist handelt es sich um die Eltern und um Personen, die uns während unserer Entwicklung umgaben. Das dritte Teilsystem läßt sich mit dem Begriff des Hedonismus fassen; es zeichne sich durch die Fähigkeit aus, mit Individuen desselben Clans gemeinsam etwas zu unternehmen und sich gegenseitig Signale der Komplizenschaft und Rückversicherung zu senden.

Aus unterschiedlichen, zum Teil wahrscheinlich angeborenen Gründen leiden sozialängstliche Menschen an einer überstarken Ausbildung des Verteidigungssystems. Sie haben eine überscharfe Wahrnehmung der Aggressionsrisiken (Anti-Raubtier-System), ein übersteigertes Empfinden für das Territorium des anderen sowie die Bedrohung beim Eindringen in dieses Territorium und schließlich eine extreme Sensibilität in bezug auf das Dominanzgebaren der anderen. Gleichzeitig leiden sie an einer mangelhaften Ausprägung des Sicherheitssystems: es fällt ihnen schwer, beruhigende Signale aus ihrer Umgebung aufzunehmen und zu verarbeiten, sie können nicht leicht Anhänglichkeitsbindungen entwickeln, und auch die Rituale des wortlosen Einverständnisses verschaffen ihnen nur schwer ein Gefühl von Sicherheit.

Diese Theorie erlaubt eine recht interessante Lesart der Situationen, in denen soziale Angst auftritt. So erinnert die Einschüchterung, die man angesichts von Personen empfindet, welche die Attribute ihrer Macht groß herausstellen, an Verhaltensweisen der Unterordnung unter dominante Individuen im Tierreich. Die Furcht beim Eintreffen auf einer Abendgesellschaft entspricht der Furcht, welche ein Tier beim Eindringen in ein nicht vertrautes Territorium verspürt. Die Beklommenheit angesichts eines schweigenden Gegenübers, der uns unverwandt in die Augen starrt, erinnert letztendlich an die Angriffsvorbereitungen eines Raubtiers. Wenn es uns Unbehagen bereitet, daß wir aufgeregt sind, verweist das auf die Gefahr zurück, Zeichen von Schwäche zu zeigen, wenn unser Gegenüber kein enger Vertrauter ist, usw.

Solche Untersuchungen dürften manch einem mißfallen, denn sie können den Anschein erwecken, dem freien Willen, welcher ein Teil unserer *condition humaine* ist, den Entfaltungsraum zu beschneiden. Aber die Tatsachen können nicht unter den Tisch gekehrt werden, selbst wenn ihre Interpretation natürlich zu Diskussionen Anlaß geben mag.

Jedenfalls bleibt noch eine Menge zu tun, um den genauen Anteil des Angeborenen an den verschiedenen Formen von sozialer Angst zu bestimmen.

Eine schrittweise Ausprägung

Im Alter von etwa acht bis zehn Monaten zeigt ein Baby ganz normale Angstreaktionen, wenn es von seiner Mutter getrennt wird oder ein fremder Erwachsener hinzutritt. Gerade in dieser Zeit entwickelt sich beim Kind die Fähigkeit zur Fortbewegung. Dieser Angsttyp könnte also die Funktion haben, das Kind vor einem Exzeß von Tollkühnheit zu bewahren. Die Signale für Sicherheit wären dann an die Anwesenheit der Mutter gebunden, während das Gefahrenwarnsystem vom Auftauchen eines möglichen Raubtiers, in unserem Fall der unbekannten Person, in Gang gesetzt wird. Gegenwärtig versuchen verschiedene Forschungsprojekte herauszufinden, ob manche beim Kleinstkind frühzeitig ausgebildete Haltungen, die über die normale Reaktion in diversen neuen Situationen hinausgehen, schon das Phänomen der sozialen Angst andeuten, ob sie nur vorübergehenden Charakter haben und ob man aus ihnen teilweise schon die Ausprägung von manifester sozialer Angst im Erwachsenenalter voraussagen kann.

Eine der interessantesten Studien auf diesem Gebiet erlaubte zu beobachten, wie Babys im Alter von erst vier Monaten auf ungewohnte Reize reagierten (unbekannte Stimmen, Gegenstände oder Verhaltensweisen).[95] Ungefähr hundert Kinder wurden nach zwei Reaktionstypen eingestuft, und zwar danach, wie stark ihre motorische Aktivität war und ob sie weinten oder nicht. Auf diese Weise konnten vier Gruppen von Kindern unterschieden werden. Die Gruppe mit besonders heftigen Reaktionen (starkes Umherzappeln und häufiges Weinen) machte 23 Prozent aller Kinder aus, die mit besonders geringen Reaktionen (schwache motorische Äußerungen und keine oder wenige Tränen) insgesamt 37 Prozent. Die beiden Zwischengruppen (schwache motorische Äußerungen, aber häufiges Weinen einerseits, starke motorische Äußerungen verbunden mit keinen oder wenigen Tränen andererseits) betrafen 22 Prozent bzw. 18 Prozent aller Kinder. Als sie ein Alter von neun, vierzehn und einundzwanzig Monaten erreicht hatten, wurden all diese Kinder noch einmal untersucht, und zwar wiederum in sozialen Situationen, die aufgrund ihrer Neuartigkeit beunruhigend wirken konnten. Es waren die Kinder der ersten Gruppe, also die mit den heftigsten Reaktionen im Alter von vier Monaten, welche ein paar Monate später am ehesten Verhaltensweisen zeigten, wie sie für soziale Angst typisch sind – in den meisten Fällen ein gehemmtes Verhalten.

Andere Wissenschaftler haben nachgewiesen, daß diese Hemmungssymptome sehr leicht bei zweijährigen Kindern aufgespürt werden können und daß sie etwa 15 Prozent dieser Altersstufe betreffen.[96] In diesem Alter zeigen Kinder, wenn sie mit einem Unbekannten konfrontiert werden, zwei verschiedene Tendenzen: entweder neigen sie dazu, sich zu verschließen oder sogar die Flucht zu ergreifen, oder aber sie gehen auf die fremde Person zu. 75 Prozent der zweijährigen Kinder, die von ihrer Umgebung als schüchtern und furchtsam charakterisiert werden, zeigen im Alter von acht Jahren noch dieselben Verhaltensmuster.[97]

Man könnte die zahlreichen Studien so zusammenfassen: Gegenwärtig glauben viele Wissenschaftler, daß ausgehend von einer konstitutionellen Veranlagung, die sich schon in den ersten Lebensmonaten in heftigen Reaktionen auf Ungewohntes äußert, etwa im Alter von zwei Jahren Anzeichen von gehemmtem Verhalten auftreten können, die sich später wiederum zu sozialer Angst und schließlich zur sozialen Phobie fortentwickeln sollen.[98] Dennoch muß man anmerken, daß nach diesen Studien die Wahrscheinlichkeit, von einem gehemmten zu einem nicht gehemmten Verhalten zu gelangen, immer noch größer ist als die der umgekehrten Entwicklung. Anders gesagt: die natürliche Veranlagung zu sozialer Angst neigt dazu, unter dem Einfluß des Erworbenen (Erziehung, Umgebung) zu verblassen.

Während die meisten Angststörungen (Agoraphobie, Panikattacken, generalisierte Ängstlichkeit etc.) Frauen doppelt so oft befallen wie Männer, betrifft soziale Angst beide Geschlechter zu etwa gleichen Teilen.[99] Eine genetische oder biologische Erklärung für dieses Phänomen muß noch gefunden werden, aber man kann jedenfalls feststellen, daß soziale Angst bei Frauen von der Gesellschaft eher akzeptiert wird als bei Männern, was nicht ohne Folgen für die Entwicklung der Störung ist. Die sozialen Stereotypen stellen an den Mann traditionell Anforderungen, die zu den Merkmalen der sozialängstlichen Person im Widerspruch stehen. Eine von sozialer Angst betroffene Frau kann hingegen den von Frauen gewöhnlich erwarteten Qualitäten eher entsprechen. Eine Untersuchung befaßte sich mit Merkmalen, welche man schüchternen Leuten spontan zuordnen würde. Man listete zum Beispiel die folgenden auf: Sanftmut, Bescheidenheit, Sensibilität und Zurückhaltung. Die entgegengesetzten, für Schüchterne also nicht typischen Eigenschaften waren Selbstvertrauen, Aggressivität usw.[100] Der Einfluß sozialer Geschlechterrollenbilder auf die Entwicklung der sozialen Angst ist übrigens in einer unlängst erschienenen schwedischen Studie erneut nachgewiesen worden.[101] Dabei wurden fast 200 Kinder, die für die städtische Wohnbevölkerung in Schweden repräsentativ waren, in ihrer Entwicklung verfolgt und im Alter von drei Monaten bis zu sechzehn Jahren mehrmals untersucht. Hatte man bei ihnen in den ersten Lebensmonaten merkliche Hemmungen konstatiert, so konnte man voraussagen, daß sie auch als Siebenjährige noch gehemmt sein würden. Allerdings blieben nur die besonders gehemmten kleinen Mädchen bis in ihre Jugendzeit so, während man bei den Jungen keinen so deutlichen Zusammenhang ausmachen konnte. Es sah ganz danach aus, als wären die ängstlichen Jungen von ihrer Umgebung dazu gedrängt worden, ihr gehemmtes Verhalten abzulegen, selbst auf die Gefahr hin, daß sie ihre soziale Angst behielten und nur auf andere Weise ausdrückten, zum Beispiel durch Aggressivität oder kontraphobische Flucht nach vorn. Diese Studie hat auch gezeigt, daß Mütter, die ebenso wie die Psychologen den Grad der Gehemmtheit ihrer Kinder einschätzen sollten, keine so guten Beobachter waren wie die Spezialisten. Letztere prognostizierten viel treffsicherer das Auftreten von Schüchternheit im Jugendalter. Häufig ist es auch so, daß Schüchternheit oder überhaupt soziale Angst die Angehörigen davon betroffener Kinder nicht über Gebühr beunruhigt: eher kommt sie ihnen gelegen und erleichtert ihnen die Erziehung. Das gilt für Eltern, aber auch für Lehrer. Ihnen erlauben schüchterne Kinder, sich auf die lebhafteren Schüler zu konzentrieren.[102]

Das familiäre Umfeld

Eins steht fest: Untersucht man die Eltern und das familiäre Umfeld von sozialängstlichen Erwachsenen oder Kindern, stößt man dort auf psychische Probleme. Die Vererbbarkeit von sozialer Angst (was nicht dasselbe ist wie die Vererbung) wurde bereits nachgewiesen. So stellte man fest, daß Menschen mit sozialer Phobie unter ihren Verwandten ersten Grades mit dreimal so hoher Wahrscheinlichkeit eine weitere Person haben, die an sozialer Phobie leidet, als dies im Bevölkerungsdurchschnitt der Fall ist.[103] Eine andere Studie zeigte, daß unter den Eltern von gehemmten Kindern mit überdurchschnittlicher Häufigkeit soziale Angst auftrat, aber auch Depressionen oder weitere Angststörungen wie etwa Agoraphobie. Ein gehemmtes Kind mit einem ängstlichen Elternteil laufe große Gefahr, im Erwachsenenalter Angststörungen auszubilden, gleich ob diese nun in den Bereich sozialer Angst fallen oder nicht.[104]

Manche Eltern sind selbst gehemmt, schüchtern und von sozialer Angst betroffen. Das Kind wird dann solche Verhaltensweisen übernehmen. Andere zwingen ihrer Familie einen besonderen Lebensstil auf: keine Kontakte mit der Außenwelt, keine Freunde mit ins Haus bringen usw. Auf diese Weise kann sich das Kind nicht mit vielgestaltigen sozialen Interaktionen vertraut machen. Bei wieder anderen

Eltern kann man kaum Anzeichen von sozialer Angst beobachten, aber sie geben ihren Kindern Lebensregeln mit auf den Weg, die solche Störungen herbeiführen können: sie weisen zum Beispiel ständig auf die Gefahren hin, die von anderen kommen können, sie betonen, daß man darauf achten muß, was andere denken, daß man sie nicht stören darf oder sich ihnen sogar unterordnen soll, um Probleme zu vermeiden. Manche Menschen kommunizieren in der Familie auf ganz spezifische Weise: sie zeigen keine Emotionen, führen nur sachbezogene Gespräche etc. Schließlich gibt es natürlich auch pathologische Erziehungsformen, so eine überstrenge und herabwürdigende Erziehung oder die Forderung nach permanent großartigen Leistungen.

Prägende Ereignisse

Aber nicht allein der Einfluß der Eltern spielt eine Rolle. Auch bestimmte Ereignisse können das Hervortreten von Störungen, die mit sozialer Angst zu tun haben, begünstigen. Sie wirken dann wie ein Initialtrauma, in dessen Gefolge sich eine ganze Reihe von Ängsten und gestörten Verhaltensweisen mehr oder weniger dauerhaft breitmachen. Dabei kann es sich um eine in der Schulklasse erlittene Demütigung handeln, wie es bei einer unserer Patientinnen der Fall war, die im Alter von sieben Jahren auf dem Weg zur Tafel ihre Hosen naßgemacht hatte. Ähnlich ergeht es auch manchen Kindern, die sich in einem bestimmten Merkmal von den anderen unterscheiden (Brille, Haut- oder Haarfarbe usw.). Wir haben einmal einen Jungen mit angeborener Hasenscharte behandelt. Als Kind hatte er nicht übermäßig an seiner Mißbildung gelitten, aber als er dreizehn war, hänselte ihn ein Klassenkamerad im Beisein der anderen deswegen. Dieses Ereignis stand am Beginn einer sozialen Phobie, die ihm sein Leben sehr schwer machte, bis er sich endlich in Behandlung begab.

Ist nun das Trauma selbst Ursache der Störung, oder bringt es eine latente Anfälligkeit nur an die Oberfläche, so daß dasselbe Ereignis bei einer anderen Person keine derartigen Folgen hätte? Beides ist möglich. Wenn das Trauma sehr stark ist, kann es die Person dauerhaft prägen: eine Patientin, die aus Asien stammte, hatte die Terrorherrschaft der Roten Khmer durchmachen müssen. Damals gab es nicht enden wollende Versammlungen, auf denen man öffentlich seine vermeintlichen politischen Fehler beichten mußte, worauf regelmäßig einige Hinrichtungen folgten. Ihre soziale Phobie, die sich vor allem bei mündlichen Prüfungen äußerte und in Situationen, in denen man vor Publikum sprechen mußte, fand darin eine einleuchtende Erklärung. Berichte über Demütigungen durch die Bemerkung eines Mathelehrers oder den ironischen Blick eines Mitschülers scheinen hingegen eher die These zu stützen, daß schon vorher eine Empfindlichkeit bestand und das betreffende Erlebnis, dessen traumatisierender Charakter an sich nur schwach war, lediglich den äußeren Auslöser dafür bildete, daß sich die Störung offen zeigte ...

Weltweit verbreitet, wenn auch nicht in gleichem Maße ...

Bleibt zwischen den angeborenen (genetischen oder pränatalen) Faktoren einerseits und den individuellen Ursachen (Entwicklung und bestimmte Ereignisse) andererseits überhaupt noch Platz für eine soziale Komponente? Mit anderen Worten: Ist soziale Angst eine universell verbreitete Störung, oder ist sie an bestimmte Kulturen gebunden? In den europäischen und nordamerikanischen Ländern ist der Bevölkerungsanteil von Menschen mit schwerer sozialer Angst (vermeidend-selbstunsichere Persönlichkeit, soziale Phobie) etwa gleich groß, doch scheint es beträchtliche Unterschiede zwischen verschiedenen Kulturkreisen zu geben.

Eine interkulturelle Studie zur Schüchternheit hat gezeigt, daß die Bevölkerung bestimmter Länder einen besonders hohen Anteil von Schüchternen aufweist.[105] So sollen Japaner und Deutsche am häufigsten von Schüchternheit betroffen sein, sei es dauerhaft (60 Prozent bzw. 50 Prozent) oder gelegentlich (82 Prozent bzw. 92 Prozent); am wenigsten schüchtern wären nach dieser Studie Israelis und amerikanische Juden (31 Prozent bzw. 24 Prozent durchgehend und 70 Prozent gelegentlich). Professor Zimbardo, der für diese Studie verantwortlich zeichnete, kommentierte die Zahlen auf scherzhafte Weise: »Wenn es in Japan ein Kind zu etwas bringt, beglückwünscht man die Eltern; wenn es versagt, muß es den Tadel selber einstecken. Wenn dagegen ein israelisches Kind bei einem Wettkampf siegt, wird es von allen gehätschelt; wenn es patzt, ist entweder der Trainer schlecht, oder es gab zuviel Lärm im Stadion, und überhaupt ist ja die ganze Welt gegen die Juden!«

Japanische Psychiater und Psychologen untersuchen soziale Angst schon seit langem, und zwar an einem Phänomen, welches sie *Taijin Kyofusho* nennen.[106] Dabei handelt es sich um ein intensives Gefühl von Scham beim Gedanken daran, die Mitmenschen durch sein Erröten, durch Körpergerüche, Darmwinde oder einfach durch bestimmte Verhaltensweisen wie einen zu aufdringlichen Blick oder ein deplaziertes Lächeln zu beleidigen. Die Ähnlichkeit mit der von den westlichen Autoren beschriebenen sozialen Phobie ist groß, wenn man von einem Punkt absieht: Die soziale Phobie geht vor allem aus der Furcht hervor, sich selbst verlegen zu fühlen; beim *Taijin Kyofusho* dominiert hingegen die Furcht, andere zu belästigen. Bei den Europäern und Amerikanern ist die Angst, sich lächerlich zu machen, stärker ausgeprägt als die Angst, andere Menschen in Verlegenheit zu bringen.[107]

Diese Unterschiede können vielleicht aus den charakteristischen Merkmalen der japanischen bzw. der westeuropäischen Gesellschaft verstanden werden: im ersteren Fall sind es die Vorherrschaft des Kollektivs und die Pflicht zur Einfügung in die Gruppe, im zweiten der Individualitäts- und Unabhängigkeitskult. Die wichtige Rolle des Konfuzianismus, der die Unterordnung des Individuums unter die familiären und sozialen Gruppenzwänge rühmt, erklärt vielleicht die Häufigkeit des *Taijin Kyofusho* in anderen asiatischen Ländern, etwa in China und Korea.[108]

Eine Untersuchung unter amerikanischen Kindern, deren Eltern aus China stammten, hat gezeigt, daß die kleinen Chinesen beträchtlich schüchterner und gehemmter waren als ihre angelsächsischen Altersgenossen.[109] Eine andere Studie wurde unter Studenten aus Hongkong durchgeführt und bezog sich auf ihre Fähigkeit zur Selbstbehauptung in sozialen Situationen. Dabei kam ans Tageslicht, daß es ihnen schwerfiel, negative Gefühle auszudrücken oder anderen gegenüber kritische Bemerkungen zu machen. Die sonstigen Fähigkeiten waren hingegen nicht beeinträchtigt.[110] Die althergebrachten Wertvorstellungen verlangten von diesen Studenten, daß sie Respekt gegenüber Menschen zeigten, die Wissen, Erfahrung und Autorität besitzen. Bestimmte soziale Haltungen, die im Abendland als ganz normal angesehen werden, wirken in dieser Kultur deshalb fehl am Platze.

Von den sozialen Anforderungen zur sozialen Angst

Wenn eine Gesellschaft hingegen ganz und gar auf individuelle Leistung ausgerichtet ist, auf die äußere Erscheinung und den Ausbau des Images, wie es seit einiger Zeit auf die unsere zutrifft – wird sie dann nicht noch stärker soziale Ängste auslösen? Tatsächlich macht sie Menschen, die minder schwere Formen sozialer Angst zeigen, anfälliger. Es läuft ein bißchen so wie mit der leichten Debilität, als in Frankreich Ende des 19. Jahrhunderts die allgemeine Schulpflicht eingeführt wurde: die geringfügig Debilen waren bis dahin ordentlich integriert, wenn auch für simple Aufgaben abgestellt gewesen; plötzlich wurden sie jedoch von der Gesellschaft ausgeschlossen, weil sie unfähig waren, nach den herkömmlichen Lehrmethoden lesen und schreiben zu lernen. Unsere Gesellschaft zeigt in dieser Hinsicht widersprüchliche Züge. Einerseits erleichtert sie den sozialängstlichen Menschen das Leben, indem sie ihnen durch Erfindungen wie das Telefon oder den Supermarkt mehr und mehr die direkte Begegnung mit anderen erspart (was wiederum ein vermeidendes Verhalten begünstigt). Andererseits werden sie heute durch den wachsenden Einfluß der Medien viel brutaler als früher mit der Tatsache konfrontiert, daß nur der Erfolg haben wird, der zu kommunizieren versteht …

Im großen und ganzen müssen wir eingestehen, daß die Ursprünge und Triebfedern der sozialen Angst noch ziemlich wenig bekannt sind. Doch verfügen wir über Einzelerkenntnisse. Soziale Angst und ihre Symptome scheinen zum Erbgut der menschlichen Gattung zu gehören; sie hatten wahrscheinlich eine wichtige Funktion für das Überleben der Art zu erfüllen. Bei Kindern im Alter von acht bis zehn Monaten ist soziale Angst etwas Normales. In bestimmten Fällen hat sich dieses menschliche Erbpotential ein wenig zu stark übertragen. Es gibt wahrscheinlich eine erbliche oder angeborene Anfälligkeit für soziale Angst: manche Menschen kommen mit einer ausgeprägten emotionalen Erregbarkeit zur Welt, die von jedem ungewohnten Ereignis aktiviert wird. Das erzeugt vor allem physiologische Symptome an Herz, Pupillen etc. als Antwort auf Streßsituationen. Bestimmte Verhaltensweisen der Eltern können ihrerseits solche Tendenzen verschlimmern bzw. soziale Angst entstehen lassen. Schließlich können kulturelle Komponenten (Geschlecht, Nationalität, Epoche ...) verschärfend oder mildernd hinzutreten.

Vierter Teil

Wie man sich von seiner sozialen Angst befreit

Die mit sozialer Angst einhergehenden Probleme scheinen Teil der *condition humaine* zu sein. Wir alle müssen Beziehungen mit anderen Menschen knüpfen und sind in gewisser Weise von ihnen abhängig. Aber wir müssen uns auch in unserer Individualität behaupten und anderen bisweilen die Stirn bieten. Mit diesen gegensätzlichen Zwängen muß sich ein jeder herumschlagen, sind sie doch die Grundlage unserer Existenz. Ein Arzt kann in dieser Hinsicht mit guten Ratschlägen helfen, aber an und für sich hat das Problem keine »medizinische« Dimension – zumindest bei den meisten von uns nicht. Wie wir im ersten Teil dieses Buches gesehen haben, gibt es jedoch zahlreiche sehr komplexe und schmerzliche Fälle, die einer Krankheit viel näher kommen, als man zugeben möchte. Hier kann der Arzt mehr tun, als nur seinen gesunden Menschenverstand zu bemühen.

Einst hatte die Medizin vor allem die Aufgabe, Leben zu retten oder die schlimmsten Qualen zu lindern. Heutzutage soll sie auch die Lebensqualität erhöhen. Diese Entwicklung wurde möglich durch die Verbesserung der allgemeinen Lebens- und Hygienebedingungen und durch Vorbeugungsmaßnahmen. Heute geht man nicht nur zum Arzt, wenn man Krebs hat oder eine Herzinsuffizienz, sondern ebenso mit Rheuma oder Akne. Das gilt auch für die Psychiatrie: diese Fachrichtung konzentriert sich nicht mehr nur auf die schweren Krankheiten, sondern interessiert sich auch für »leichtere Gebrechen« wie Angststörungen oder Bulimie. Aber wo liegt hier die Grenze zwischen den Dingen, die überlebenswichtig sind, und denen, die nur die Lebensqualität betreffen?

Heißt es, daß wir alle krank sind, weil unsere Beziehungen mit den anderen nicht immer einfach oder harmonisch verlaufen? Gewiß nicht. Der ganze Unterschied steckt im Ausmaß des psychischen Leidens, welches mit sozialer Angst einhergeht. Besonders in den Ländern mit katholisch geprägter Kultur hat die Medizin dem Leiden früher nie viel Beachtung geschenkt. Heute ist der Kampf gegen den Schmerz ein integraler Bestandteil der Behandlung, vor allem bei schweren Erkrankungen wie etwa Krebs. Man hat nicht nur begriffen, daß es unmoralisch ist, die Schmerzen zu vernachlässigen, sondern auch, daß solch eine Haltung die Behandlung der Krankheit noch schwieriger macht. Dasselbe kann man von der Angst sagen. Nachdem man Angststörungen oftmals nachlässig behandelt hatte, stellte man fest, welch gefährliche Folgen sie haben konnten.

Die eigentliche Frage ist also nicht, ob eine Behandlung not tut, sondern vielmehr, von welchem Punkt an man helfen muß. Wie stark muß die Störung sein, welcher Grad von Beeinträchtigung oder Leiden muß erreicht sein, damit man eine Behandlung vorschlagen oder in eine Behandlung einwilligen kann? Nur in extremen Fällen ist die Entscheidung leicht zu treffen: das unauffällige Lampenfieber eines Redners, der sich ansonsten ganz wohl in seiner Haut fühlt und erst ein paar Sekunden vor dem Auftritt verlegen wird, verlangt gewiß nicht nach Behandlung; einer sozialen Phobie, die manchmal so weit gehen kann, daß jemand nicht mehr sein Haus verläßt und zu trinken anfängt, muß man sich hingegen annehmen. Aber muß der Schüchterne, der in Liebe und Beruf nichts als Fehlschläge und Enttäuschungen erlebt, behandelt werden? Und der Einzelgänger ohne Freunde und Kontakte, der trübselig dahinvegetiert und zuviel trinkt, weil ihn seine ältere Schwester zu einem Abendessen mit unbekannten Personen eingeladen hat?

Natürlich hängt alles davon ab, was die betroffene Person selbst will. Aber welches Handwerkszeug hat man eigentlich zur Verfügung? Auf welche Weise kann jemand von seiner sozialen Angst befreit werden?

Es leuchtet ein, daß die erste Etappe darin bestehen wird, bestimmte persönliche Hindernisse aus dem Weg zu räumen.

Sie können davon herrühren, daß man das Problem einfach verkennt (»Ich dachte, alle Leute wären mehr oder weniger so wie ich«) oder über die möglichen Lösungen nicht Bescheid weiß (»Das liegt eben in meinem Charakter; man kann sich doch nicht neu erfinden«), aber auch aus einem alles überwuchernden Schamgefühl oder der Angst, sich in Behandlung zu begeben und womöglich ins »Räderwerk der Psychiatrie« zu geraten. Schwieriger auszuräumen sind die Vorbehalte des Ängstlichen, dem gar nicht daran gelegen ist, das Gleichgewicht durcheinanderzubringen, das er sich nach und nach aufgebaut hat. Ähnliche Hindernisse können von Ärzten aufgebaut werden, ob sie nun Allgemeinmediziner sind oder Psychiater: »Ach, das ist nichts Besonderes, das passiert jedem von uns, denken Sie nicht mehr daran, es wird schon vorübergehen ... Auf jeden Fall ist es nichts Schlimmes!«

Wenn der Patient noch im Kindesalter ist, hat solch eine Banalisierung besonders gefährliche Folgen, und man muß alle Bemühungen unterstützen, die Eltern und die Lehrer, ja sogar das Kind selbst aufzuklären, ohne dabei die Dinge zu dramatisieren.[111] Gewiß lebt das Kind meistens in einem ziemlich geschützten Milieu, und seine soziale Angst wird es erst einmal nicht sonderlich beeinträchtigen. Aber wie sieht es später aus? Was die Jugendlichen betrifft, sollte man über den typischen Schwierigkeiten dieser Altersstufe nicht vergessen, daß sich genau in diesem Lebensabschnitt die meisten sozialen Phobien aufbauen, über deren ernste Konsequenzen wir schon gesprochen haben.

Die zweite Etappe wird darin bestehen, daß man unter den unzähligen Therapiemöglichkeiten, die es heute gibt, seine Wahl trifft. Wir haben beschlossen, in diesem Buch nur von Behandlungsformen zu sprechen, deren Wirksamkeit in wissenschaftlichen Untersuchungen bestätigt werden konnte. Das soll jedoch nicht heißen, daß wir alle übrigen für belanglos hielten. Ihre Wirksamkeit ist bis zum heutigen Tage einfach noch nicht an einer ausreichend großen Zahl von Versuchspersonen nachgewiesen worden.

In der dritten Etappe wird man schließlich die Behandlung in Angriff nehmen. Doch dazu muß man erst einmal wissen, für welche man sich entscheiden soll.

Kapitel I

Medikamente oder Psychotherapie?

»Der Kranke will keinen Schönredner zum Arzt haben.«

Seneca

Heutzutage gehört es zum guten Ton zu sagen, daß man bei uns zu viele psychotrope (also auf das Nervensystem wirkende) Medikamente schluckt. Ironischerweise behaupten das oft gerade die Leute, die nach diesen Mitteln verlangen oder sie verschreiben! Und ein jeder steuert in dieser Debatte grundsätzliche Erwägungen zur Frage bei, ob es gut sei, wenn ein chemisches Produkt die Plagen der Seele lindere. Ganz, als müßte man unbedingt dafür oder absolut dagegen sein! Gewiß ist die Gefahr groß, daß die Verwendung von Psychopharmaka ausufert.[112] Sie kann von Ärzten ausgehen, die nicht genug Zeit haben, ihren Patienten zuzuhören, oder die sich mit den psychotherapeutischen Techniken nicht auskennen. Sie kann aber auch von Patienten herrühren, die es zu eilig haben oder nicht motiviert genug sind, um sich auf eine Behandlungsweise einzulassen, die ihnen mehr abverlangt. Doch darf das nicht dazu verleiten, die Psychopharmaka in Bausch und Bogen zu verdammen. Es geht ganz im Gegenteil darum, ihren richtigen Gebrauch zu erlernen. Ein angemessenes Herangehen sollte vor allem pragmatisch sein: Ist eine solche Behandlung effizient? Bringt sie Nebenwirkungen mit sich? Wenn ja, welche? Kann sie durch eine andere Behandlung ersetzt werden, die wenigstens genauso wirksam ist? Solche Fragen wären angebracht. Was kann man von Medikamenten generell erwarten? Machen Sie eine eventuelle Psychotherapie überflüssig? Wenn nicht, wie müßte diese Psychotherapie aussehen, und welche Ziele soll sie sich setzen?

Für den Einsatz von Psychopharmaka bei sozialer Angst gibt es bestimmte Regeln.

Die Behandlung muß notwendig und wirkungsvoll sein. Wie wir noch sehen werden, kommt es außerordentlich häufig vor, daß Patienten bisweilen über einen langen Zeitraum Medikamente einnehmen, die in ihrem Fall nutzlos oder sogar schädlich sind.

Die Behandlung muß gut verträglich sein; zumindest dürfen die Nebenwirkungen nicht den Nutzen überwiegen.

Die Behandlung muß einer vom Arzt genau kontrollierten Dosierung folgen.

Das Medikament darf nicht unbegrenzt lange verschrieben werden; zumindest muß der therapeutische Nutzen regelmäßig abgewägt werden.

Die Behandlung muß mit psychologischen Maßnahmen verbunden sein, und zwar wenigstens mit einer psychologischen Begleitung und Folgebetreuung, am besten jedoch mit einer richtigen Psychotherapie.

Bei sozialer Angst erlauben Psychopharmaka, die Situation zu entkrampfen und einen Prozeß der persönlichen Veränderung anzuschieben. Sie können auch als Stütze dienen, indem sie diese Veränderung erleichtern, solange der Patient noch nicht imstande ist, die Sache selbst in die Hand zu nehmen. Aber es kommt selten vor, daß Medikamente allein ausreichen. Die Pille gegen die Angst vor den anderen ist noch nicht erfunden – falls sie überhaupt je erfunden werden sollte ... Bei den besonders beeinträchtigenden Formen von sozialer Angst, die eine medikamentöse Behandlung erforderlich machen, begleitet man den Einsatz von Psychopharmaka am besten mit einer angemessenen Psychotherapie. Sie wird deren Wirkung beschleunigen und Rückschläge am Ende der Behandlung verhindern.

Hierbei handelt es sich um Medikamente, die man zunächst in der Kardiologie verwendet hat, um gegen Bluthochdruck und Angina pectoris vorzugehen oder einem Herzinfarkt vorzubeugen, und die besonders auch gegen Migräne verordnet wurden. Herzspezialisten, welche diese Mittel verschrieben, kannten seit langem ihre günstigen psychischen Auswirkungen auf manche Patienten. In die Psychiatrie sind sie seit 1966, dem Jahr der ersten kontrollierten Untersuchung zu diesem Thema, nach und nach eingeführt worden.[113] Heute ist man sich allgemein einig, daß man mit ihrer Hilfe bestimmte physiologische Symptome sozialer Angst dämpfen kann, so zum Beispiel Herzrasen und Zittern.

Die Bezeichnung »Beta-Blocker« rührt von der Wirkungsweise dieser Substanzen her: sie wirken auf die Beta-Rezeptoren, kleine Zonen an verschiedenen Organen. Genau dort treten die Catecholamine oder Streßhormone in Aktion, so das Noradrenalin und besonders das Adrenalin; sie beschleunigen die Herzfrequenz, rufen auf der Haut den Schweißausbruch hervor, im Mund die Austrocknung usw. Beta-Blocker hindern diese Hormone daran, ihre Wirkung zu entfalten.[114]

Im Jahre 1976 führte man in London eine Untersuchung an Violinisten durch. Sie ergab, daß man Lampenfieber mit Beta-Blockern gut verringern konnte.[115] Dabei ging nicht nur die Angst der Musiker zurück, auch die Qualität ihres Spiels schien sich zu verbessern, vor allem, weil das Zittern verschwunden war und der Bogen deshalb ruhiger über die Saiten strich. Ebenfalls in der Welt der Musik hat man 1982 beobachtet, daß Beta-Blocker bei Bläsern die Mundtrockenheit verringerten.[116] Nahmen sie hingegen Beta-Stimulatoren ein, litt ihre musikalische Darbietung darunter, und es traten Anzeichen von sozialer Angst auf. Ähnliche Phänomene hat man bei Studenten[117] und Vortragenden[118] festgestellt.

Doch darf der Einsatz von Beta-Blockern nicht auf die leichte Schulter genommen werden. Vor allem muß man in ihrem Fall eine Reihe von Kontraindikationen beachten:

bestimmte Herzstörungen, Asthma, Magengeschwüre usw. Sie dürfen also nur verschrieben werden, wenn der Arzt vorher entsprechende Untersuchungen vorgenommen hat. Wirksam sind Beta-Blocker allein bei ängstlichen Patienten. Die Leistung von Personen, die keinen »Bammel« haben, verbessern sie nicht. Ihre Verwendung ist angeraten, wenn soziale Angst eine Darbietungsangst ist, also wenn sie von einer ziemlich scharf umrissenen, zeitlich und räumlich begrenzten Situation ausgelöst wird sowie starke und beeinträchtigende physische Symptome mit sich bringt. In Fällen von generalisierter sozialer Phobie, bei der vermeidend-selbstunsicheren Persönlichkeit und bei Ängsten, die nichts mit Lampenfieber zu tun haben, sind sie hingegen nicht besonders wirkungsvoll.[119]

Einnehmen muß man sie auf jeden Fall ein bis zwei Stunden vor der problematischen Situation. Die Wirkung hält über einige Stunden an, wobei die genaue Dauer von den jeweils verwendeten Wirkstoffen abhängt. Oft beobachtet man, daß diese Medikamente im Laufe der Zeit immer seltener eingenommen werden. Das liegt wahrscheinlich daran, daß die Betroffenen sich unter dem Einfluß von Beta-Blockern bereitwilliger den Problemsituationen aussetzen und so nach und nach lernen, besser mit ihnen zurechtzukommen, so daß sie schließlich auf ein Medikament verzichten können, das keine Abhängigkeit erzeugt hat.[120]

Die Verwendung von Beta-Blockern ist in Frankreich nicht sehr verbreitet, weil den Patienten immer noch eher Tranquilizer verschrieben werden. In den angelsächsischen Ländern erfreut sich diese Art der Behandlung hingegen großer Beliebtheit. Wie eine Befragung unter Mitgliedern einer großen amerikanischen Berufsmusikervereinigung enthüllte, griffen fast 30 Prozent von ihnen zu Beta-Blokkern, um ihre Darbietungen zu verbessern.[121] Drei Viertel dieser Musiker nahmen die Mittel in Selbstmedikation ein, und 96 Prozent waren mit den Wirkungen zufrieden! Eine andere Erhebung wurde unter Herzspezialisten durchgeführt, die auf einem Kongreß vor ihren Berufsgenossen einen kurzen Vortrag halten mußten: 13 Prozent von ihnen hatten vorher Beta-Blocker eingenommen.[122]

Es scheint logisch, daß man Beruhigungsmittel nimmt, um seine soziale Angst zu verringern. In Wahrheit ist ihre Wirkung auf diesem Gebiet ziemlich begrenzt. Die Benzodiazepine, wie die wissenschaftliche Bezeichnung für die am häufigsten verwendeten Tranquilizer lautet, sind bemerkenswert effiziente Medikamente, wenn es darum geht, die psychischen Angstsymptome zu dämpfen und auch manche der physischen Anzeichen, vor allem die Muskelanspannung. Sie verringern das subjektive Angstgefühl, haben aber kaum Einfluß auf das Beziehungsverhalten. Die unter sozialer Angst leidende Person fühlt sich besser, wenn sie Tranquilizer geschluckt hat, aber sie bemüht sich deshalb nicht unbedingt mehr als zuvor, zu kommunizieren und sich dem Blick der anderen zu stellen. Sie beharrt zum Beispiel auf ihren Vermeidungsstrategien. In manchen Fällen können Benzodiazepine sogar die Neigung verstärken, beängstigende Situationen zu umschiffen,[123] und am Ende der Behandlung kann die Angst neu entfacht werden. Es kommt also zu einem sogenannten »Jojo-Effekt«.[124] Außerdem lösen die Benzodiazepine eine gewisse Abhängigkeit aus, und ihre Wirksamkeit läßt mit der Zeit nach. Neuentdeckte Wirkstoffe scheinen hier bessere Ergebnisse zu erbringen, aber zu ihnen gibt es noch nicht genügend Untersuchungen, um das schon mit Bestimmtheit behaupten zu können.[125] Daher vermeidet man es immer häufiger, diese Mittel bei sozialer Angst zu verschreiben, es sei denn für eine begrenzte Dauer. Gegenwärtig verwenden die Ärzte sie nur noch in Fällen von starker Angst, die beträchtliches Leiden und hochgradiges Gehemmtsein mit sich bringt, was auf die meisten Formen sozialer Angst nicht zutrifft. Schließlich muß man noch darauf hinweisen, daß Tranquilizer verschrieben werden können, wenn soziale Angst von einer generalisierten Angststörung begleitet wird.

Es mag unlogisch aussehen, daß man Patienten mit sozialer Angst Antidepressiva verschreibt, vor allem, wenn sie nicht gleichzeitig depressiv sind. Dennoch haben zahlreiche Studien die Wirksamkeit von Antidepressiva bei sozialen Phobien und wahrscheinlich auch bei der vermeidend-selbstunsicheren Persönlichkeitsstörung bewiesen.[126] Dabei trat in den verschiedenen Dimensionen von sozialer Angst eine Besserung ein: auf der emotionalen, der kognitiven und der Verhaltensebene.

Nicht alle Kategorien von Antidepressiva sind gleichermaßen effizient. Die herkömmlichen stammen vor allem aus der chemischen Gruppe der Trizyklika, so benannt nach der Form der Moleküle, die sich aus drei ineinander verschränkten kreisförmigen Strukturen zusammensetzen. Den meisten Studien zufolge sind diese Substanzen nicht sehr wirkungsvoll. Besonders geeignet für die Behandlung schwerer Formen von sozialer Angst sind hingegen die MAO-Hemmer (Inhibitoren der Monoaminooxidase, eines kleinen Hirnenzyms, das bei der Stimmungsregelung und damit bei Depressionen eine Rolle spielt). In diesem Zusammenhang ist die Tatsache interessant, daß diese Kategorie von Medikamenten auch bei der Behandlung bestimmter Depressionsformen die besten Ergebnisse erbringt, nämlich bei den sogenannten atypischen Depressionen, die sich durch eine große Empfindlichkeit gegenüber jeder Form von Kritik oder Zurückweisung auszeichnen.

Weitere Antidepressiva werden noch erforscht; sie könnten in nächster Zeit auch für die Behandlung sozialer Phobien wissenschaftlich überprüfte Resultate liefern. Zu ihnen gehören die sogenannten Serotonin-Wiederaufnahme-Hemmer. Serotonin ist eine chemische Substanz im Gehirn, die beim Auftreten depressiver Zustände ebenfalls eine Rolle spielt.

Der Gebrauch von Antidepressiva sollte nicht banalisiert werden. Es handelt sich bei ihnen um starke Medikamente, die auch Nebenwirkungen haben. Anders als die Beta-Blokker können sie nicht punktuell angewendet werden; um ihre

Wirkung zu entfalten, müssen sie über mehrere Monate hinweg eingenommen werden, im allgemeinen drei oder vier Monate lang oder sogar noch länger. Nach dem Ende der Behandlung ist die Rückfallquote recht hoch.[127] Bei einer Behandlung dieser Art kann man auf eine psychologische Folgebetreuung nicht verzichten.

Die kognitiven Verhaltenstherapien

Kognitive und verhaltensbezogene Therapien sind die bei der Behandlung von sozialer Angst am häufigsten eingesetzten Formen der Psychotherapie.[128] Sie waren Gegenstand der größten Zahl von Untersuchungen und haben dabei ihre Wirksamkeit bewiesen. Ihr Ziel ist es, direkt auf die Denk- und Verhaltensweisen des Patienten einzuwirken. Dabei gehen sie vom wissenschaftlich bestätigten Grundsatz aus, daß zahlreiche psychische Schwierigkeiten großenteils darauf zurückgehen, daß man dysfunktionelle Denk- und Verhaltensweisen erlernt und beibehalten hat. Um dem Problem abzuhelfen, muß man also lernen, auf neue Weise zu handeln und zu denken.[129] Die Frage nach dem Warum, nach den Ursachen dieser Fehlfunktionen rückt dabei in den Hintergrund. Man konzentriert sich eher auf die Mechanismen, auf die Frage nach dem Wann und Wie.

Daraus erklärt sich die Polemik, welche die Anhänger dieser Therapieform und die Psychoanalytiker lange Zeit gegeneinander führten. »Ihr behandelt die Ursachen nicht«, sagten die Psychoanalytiker im Grunde, »ihr versucht bloß, auf die Symptome einzuwirken. Bei der ersten Gelegenheit wird das Ganze wieder hochkommen.« Die Verfechter der kognitiven Verhaltenstherapie entgegneten: »Beweist erst mal, daß ihr auf die Ursachen einwirkt! Die Resultate eurer Therapien lassen sich nicht einmal wissenschaftlich überprüfen!«[130] Dieser Konflikt ist heutzutage am Verblassen. Die Zukunft wird zeigen, ob eine der beiden Schulen den Sieg davontragen wird, ob sich neue gemischte Therapieformen bilden oder ob jede Form letztendlich ihre eigenen Indikationen hat.

Wie auch immer, der erfolgreiche Einsatz von kognitiven und verhaltensbezogenen Therapien (in Form von Einzel- oder Gruppensitzungen) bei Patienten, die an sozialer Angst leiden, ist eine Tatsache. Noch ein anderer Faktor trägt wahrscheinlich zur wachsenden Popularität dieser Therapien bei: es ist die Qualität der Bindung, der therapeutischen Allianz, zwischen dem Therapeuten und seinem Patienten. Während sich der Therapeut beim klassischen, von der Psychoanalyse inspirierten Modell selbst anscheinend wenig einbringt, sondern die berühmte wohlwollende Neutralität wahrt, erfordern die kognitiven Verhaltenstherapien von ihm eine starke Beteiligung. Er muß vor allem so oft wie möglich die Störungen und ihre Mechanismen erläutern und erklären, warum eine bestimmte therapeutische Entscheidung getroffen wurde. Alle Fragen muß er so klar und exakt wie möglich beantworten. Außerdem schlägt er eine Vorgehensweise eher vor, als daß er sie dem Patienten aufzwingt. Er präsentiert sie ihm als Hypothese, die getestet werden muß und bei einem Fehlschlag verworfen wird. Die Ziele werden gemeinsam erarbeitet und überprüft. Schließlich bittet der Therapeut den Patienten, zwischen den Konsultationen bestimmte Hausaufgaben zu erledigen, welche die in der Sitzung erlernten Techniken in die Praxis umsetzen sollen. Es geht nämlich darum, dem Patienten beizubringen, wie er die Werkzeuge zur persönlichen Veränderung richtig handhabt. Ist die Therapie erst einmal beendet, muß er die erlernten Techniken fortan selbständig benutzen können.[131] Gerade das erklärt wahrscheinlich, weshalb diese Therapieform auf lange Sicht so wirkungsvoll ist. Unter der Bedingung natürlich, daß sich auch der Patient einbringt, daß er wirklich motiviert ist und eine ausreichende Fähigkeit zur Selbstbeobachtung besitzt.

Im Fall sozialer Angst hilft der Therapeut seinem Patienten, sich den gefürchteten Situationen zu stellen, indem er sein Beziehungs-Know-how entwickelt und ihm beibringt, seine übertrieben negativen Gedanken zu kontrollieren. Im Grunde muß man an drei Problemen arbeiten: Wie schafft man es, künftig nicht mehr die Flucht zu ergreifen? Wie kann man besser kommunizieren? Wie verändert man sein Denken?

Kapitel II

Nicht mehr fliehen

»Just do it!«

Von sozialer Angst betroffene Menschen neigen beständig dazu, die Flucht zu ergreifen oder sich in ihre kleine einsame Welt zurückzuziehen. Durch dieses Verhalten, das bald zum Automatismus wird, können sie ihre Angst dämpfen. Um diesen Mechanismen zu entkommen, wird man sich zunächst allmählich daran gewöhnen müssen, den gefürchteten Situationen entgegenzutreten.[132] Bessert sich das Befinden ohne eine Therapie, geht das ohnehin häufig auf den sanften Zwang bestimmter Ereignisse und Umstände zurück. So geschieht es übrigens bei den meisten Kindern: Wenn die Eltern sie nicht abschirmen, um ihnen die Angst zu ersparen, sondern sie ein ganz normales Leben führen lassen, mit schrittweise häufiger werdenden Begegnungen und Trennungen, wird die soziale Angst, die zwischen dem achten und dem zehnten Lebensmonat »normal« ist, wieder verschwinden.

Um solche Prozesse zu erleichtern, hat man ganz einfache Techniken entwickelt, die unter den Begriffen Konfrontation oder Exposition bekannt sind. Sie gehen vom Grundsatz aus, daß man sich der gefürchteten, aber an sich ganz ungefährlichen Sache häufig aussetzen muß, damit die Angst davor schwindet.

Die wichtigsten Etappen der Exposition

Schwierigkeiten in Form von Problemsituationen wahrnehmen	»In welcher Art von Situationen verspüre ich soziale Angst?«
Eine Liste dieser Situationen erstellen	»Um welche Situationen handelt es sich im einzelnen?«
Die Situationen hierarchisieren	»Welche von ihnen ängstigen mich am meisten, welchen weiche ich am ehesten aus?«
Die Konfrontierung mit diesen Situationen vorbereiten	»Was muß ich beherrschen, um diesen Situationen begegnen zu können?«
Einen Expositions-Plan aufstellen	»In welcher Reihenfolge und zu welcher Zeit werde ich mich ihnen stellen?«
Exposition	»Jetzt stürze ich mich voll hinein.«
Einschätzen der Resultate	»Was hat geklappt, was muß ich mir noch einmal vornehmen?«
Generalisierung	»Nach mehreren Erfolgserlebnissen gehe ich solche Situationen ohne Vorbereitung an.«

Werden Sie konkret

Die beste Methode, seine Probleme nie und nimmer zu lösen, besonders wenn sie langanhaltend und von komplexer Natur sind, besteht darin, sie in ihrer Gesamtheit und als unteilbares Ganzes wahrzunehmen. Wenn unsere Patienten in die Sprechstunde kommen, wissen sie oft nicht, wie sie von ihren Schwierigkeiten sprechen sollen, so verschwommen und wirr scheinen sie ihnen. Eine unserer ersten Aufgaben ist, ihnen zu helfen, die einzelnen Komponenten ihrer Schwierigkeiten klarer oder gerechter zu beurteilen. Häufig läuft die Eigenwahrnehmung ihrer sozialen Angst auf solche Sätze hinaus wie »Ich fühle mich nicht wohl in meiner Haut«, »Ich bin in Gesellschaft nie ungezwungen« oder »Ich habe Angst davor, mit den anderen zu kommunizieren« ... Solange ihre Wahrnehmung der Schwierigkeiten auf diesem verallgemeinernden Niveau verbleibt, können sie kaum auf eine Veränderung hoffen, denn sie vermögen nicht zu erkennen, in welche Richtung ihre Anstrengungen gehen müssen. Pauschal formuliert, muß ihr Problem ungelöst bleiben, und es wird nur zu den üblichen Ratschlägen aus der Umgebung Anlaß geben: »Ja, rühr dich mal ein bißchen ...«

Man muß das Problem also in eine Reihe von genauer umgrenzten Schwierigkeiten zergliedern, die man sich dann einzeln vornehmen kann. Stellen Sie sich zum Beispiel vor, Sie müßten ein ganzes Haus aufräumen, in dem völliges Durcheinander herrscht. Solange Sie die Unordnung als ein Ganzes betrachten, als ein Riesenproblem, das mit einem Schlag aus der Welt geschafft werden soll, wird Sie ein Gefühl von Unvermögen oder Mutlosigkeit überwältigen. Haben Sie aber erst einmal beschlossen, das Problem zu segmentieren und zum Beispiel mit einem bestimmten Zimmer und dann mit einer bestimmten Art von Gegenständen zu beginnen, werden Sie viel wirkungsvoller handeln können.

Mit anderen Worten: um die Dinge zu ändern (in diesem Fall sich selbst oder vielmehr das eigene Verhalten), muß man pauschale Statements vom Typ »Ich bin schüchtern« beiseite legen und sich statt dessen fragen, wo, wann, wem gegenüber, bei welchen Verrichtungen etc. man schüchtern ist. Es empfiehlt sich, ein paar Tage lang die hauptsächlichsten Problemsituationen ausfindig zu machen. So wird man vom passiven Beobachter der eigenen Schwierigkeiten zum aktiveren und engagierteren Zuschauer.

Des weiteren muß man eine Art »Hitparade« seiner sozialen Angst aufstellen. Unter welchen Umständen ist sie am allerstärksten? Welche Situationen lösen ein besonders intensives Angstempfinden aus? Welche werden systematisch gemieden? Diese Phase dient zur Vorbereitung auf die Intervention und legt fest, mit welchen Situationen diese starten soll. Einer guten alten pädagogischen Regel folgend, wird man nämlich mit vergleichsweise wenig angsterzeugenden Situationen beginnen und die heikelsten für die Endphase der Therapie aufheben. Besonders wichtig ist es, so genau wie möglich die Details der Problemsituationen zu analysieren[133]: Geschlecht und Status der Gesprächspartner, An- oder Abwesenheit äußerer Beobachter der betreffenden Szene, Vorhersehbarkeit oder Unberechenbarkeit der Situation usw. Jedes dieser Elemente kann den Grad der dabei verspürten sozialen Angst beträchtlich beeinflussen.

Stellen Sie sich der Situation

Wenn der Patient der Situation schon lange nicht mehr oder noch nie gegenübergetreten ist, muß er auf sie vorbereitet werden, er benötigt Training. Das erlaubt dem Therapeuten im übrigen auch, die Denkweise und das Verhalten seines Patienten besser zu verstehen, und letzterem hilft es, ein neues Know-how zu entwickeln. In dieser Phase kann man auch überprüfen, ob die Ziele, die sich der Patient gesteckt hat, realistisch sind; sie dient dazu, sich bewußt zu werden, daß es möglich ist, einer Situation gegenüberzutreten, ohne daß sich die befürchteten Katastrophen einstellen. Dafür muß die Übungsdauer reichlich bemessen sein. Die in der Problemsituation empfundene Angst muß sich mindestens um die Hälfte verringert haben, ehe ein Rückzug sinnvoll ist. Wenn der Patient eine besonders hochgradige Angst zeigt, kann ihn der Therapeut auch bei bestimmten Erledigungen begleiten. So geriet eine unserer Kolleginnen eines Tages in eine drollige Lage: Sie behandelte einen ganz besonders phobischen Patienten, der sich in Läden nach verschiedenen Dingen erkundigen sollte. Das Krankenhaus, an dem sie arbeitete, lag einem Hotel gegenüber. Deshalb schlug sie ihrem Patienten vor, doch damit zu beginnen, nach dem Preis für ein Zimmer zu fragen ... Erst als sich der Blick der Empfangsdame auf sie richtete, begriff sie den zweideutigen Charakter dieser Aktion. Sogleich erfaßte sie dasselbe Unbehagen wie ihren Patienten, der Blut und Wasser schwitzte, während er sich nach dem Preis für ein Zimmer mit oder ohne Badewanne erkundigte ...

Jede Exposition muß hinterher so präzise wie möglich ausgewertet werden. Es ist möglich, daß der Therapeut sie für gelungen hält, während der Patient sie als katastrophal einschätzt. Daher ist es so wichtig, »vernünftige« Etappen von allmählich wachsendem Schwierigkeitsgrad abzustekken, die stufenweise zum Ziel führen. Jemand, der in einer Gruppe nicht das Wort zu ergreifen wagt, sollte nicht erwarten, schon bei seinem ersten Versuch zehn Minuten lang voller Leichtigkeit und Verve parlieren zu können; seine ersten Redebeiträge werden sich wohl auf ein paar zustimmende Worte oder eine etwas zaghaft und leise ausgesprochene Frage beschränken. Wichtig ist, daß er sich überhaupt zu Wort gemeldet hat, egal welche Qualität sein Beitrag hatte. Wenn sich solche Erfahrungen wiederholt haben, verringert sich seine Angst, und eine relativ ungezwungene Haltung stellt sich ein.

Nachdem man solche programmierten und vorausgeplanten Expositionen eine Zeitlang ausprobiert hat, kann man gewöhnlich eine Generalisierung beobachten, das heißt eine Ausweitung spontaner Expositionen auf andere Situationen als die in der Therapie eingeübten.

Alains Ängste

Alain (43), Gymnasiallehrer, kam eines Tages mit generalisierter sozialer Phobie in unsere Sprechstunde. Sein Bruder litt anscheinend auch unter sozialer Angst, aber in einer gemäßigteren Ausprägung. Die Eltern waren nach Alains Worten beide eher zurückhaltend, aber ziemlich gesellig. Seine Beschwerden hatten eingesetzt, als er mit dem Studium begann. Vorher hatte er viele Freunde und schien sich im Mikrokosmos seines Gymnasiums eher wohl zu fühlen. Das erste Semester an der Universität war für ihn sehr beschwerlich, vor allem, weil er einmal bei einer mündlichen

Kontrolle vor zwanzig anderen Studenten eine Panikattacke bekommen hatte. Von diesem Punkt an hatte er sich ganz zurückgezogen und alle sozialen Situationen, die für ihn nicht unumgänglich waren, mehr und mehr gemieden. Nach dem Studium schlug er die Lehrerlaufbahn ein, weil das in der Familie so Brauch war, aber wohl auch aus sehnsüchtiger Erinnerung an die glücklichen Jahre am Gymnasium, die er selbst sein »Goldenes Zeitalter« nannte. Seine soziale Phobie wirkte zwar durch die Intensität der Angst sehr störend, hinderte ihn jedoch nicht daran, seinen Beruf als Mathelehrer auszuüben. Im Unterricht fühlte er sich einigermaßen wohl, unter der Bedingung freilich, daß er die kleineren Klassen bekam, in denen die Schüler noch recht artig waren, oder die Abiturjahrgänge, die nicht über die Stränge schlugen, weil am Jahresende zuviel auf dem Spiel stand. Hingegen waren alle Kontakte mit Erwachsenen, die nicht zu seiner Familie oder zu seinen Kindheitsfreunden zählten, für ihn eine wahre Zerreißprobe. In solchen Fällen kam es vor, daß er Alkohol trank oder ein Beruhigungsmittel nahm, um ein wenig lockerer zu werden. Alain war nicht deprimiert und besaß gut entwickelte Beziehungsfähigkeiten. Seine extrem starke situationelle Angst und die zahlreichen Vermeidungshandlungen, die daraus hervorgingen, waren jedoch ein Handikap. Wir beschlossen also mit seinem Einverständnis, daß sich die Therapie vor allem auf Exponierungssitzungen konzentrieren sollte.

Zuerst erarbeitete Alain mit seinem Therapeuten eine Liste der Problemsituationen, die wie folgt aussah:

Problemsituationen	*Grad der Angst (von 0 bis 8)*	*Vermeidung (von 0 bis 8)*
Samstag abend ins Kino gehen und vor der Kasse in der Warteschlange stehen müssen	3	3
Bei der Bank, der Sozialversicherung etc. etwas erledigen	3	4
Einen Scheck ausstellen, wenn jemand zuschaut	5	5

Problemsituationen	*Grad der Angst (von 0 bis 8)*	*Vermeidung (von 0 bis 8)*
In einem Laden um ausführlichere Auskünfte bitten	5	6
Sich auf dem Parkplatz, im Treppenhaus oder vor den Briefkästen mit Nachbarn unterhalten	5	7
Eine Einladung zum Abendessen bei einem neuen Kollegen annehmen	6	7
Auf der Lehrerkonferenz mehrere Minuten lang reden	7	8
Eine Kollegin oder eine neue Bekannte ins Kino oder Restaurant einzuladen wagen	8	8

Nachdem Alain diese Liste angefertigt hatte, gestand er uns: »Jetzt setze ich mir zum ersten Mal Ziele, wenn ich über mein Problem nachdenke, und lamentiere nicht mehr nur herum!« Dann sollte er diese Situationen hierarchisieren, und zwar nach der Stärke der Angst und der Häufigkeit der aus ihr resultierenden Vermeidungshandlungen. Die Zahl 0 bedeutet, daß keine Angst auftritt und die Situation niemals vermieden wird; die Zahl 8 entspricht einer sehr heftigen Angst, die einer Panikattacke nahekommt, und einem vollständigen Vermeiden der Situation. Die dazwischenliegenden Zahlen erlauben eine abgestufte Einschätzung der Verlegenheit: die 4 entspricht zum Beispiel einer merkbaren, aber noch erträglichen Angst und der Neigung, die Situation recht häufig zu umschiffen.

Dann ließen wir jede dieser Situationen Revue passieren und untersuchten Alains Gedanken in einer solchen Lage. Was dachte er in der ersten Situation? »Die Leute werden merken, daß ich ganz allein dastehe, während alle anderen mit ihrer Partnerin oder mit Freunden ins Kino gehen … Sie werden mich nervös finden und denken, daß ich ein komischer Vogel bin … Und wenn die Leute mir fest in die

Augen schauen, kriege ich die Panik.« Er erkannte zwar selbst, daß diese Gedanken irrational und überzogen waren, aber trotzdem machten sie sich jedesmal in ihm breit, sobald er sich vorstellte, allein in einer Schlange vorm Kino zu stehen.

Man mußte also diese Denkweise modifizieren und Bedingungen schaffen, damit Alain sich sagen konnte: »Ich bin ja nicht der einzige, der allein ins Kino geht. Wenn ich mal genau hinschaue, werde ich ganz sicher eine Menge Leute entdecken, die ohne Begleitung gekommen sind. Schließlich ist es mein gutes Recht, alleine auszugehen. Und außerdem haben die Leute auch noch was anderes zu tun, als mich die ganze Zeit zu beobachten. Schlimmstenfalls werden sie mich für schüchtern halten. Ich werde trotzdem versuchen, mich in die Schlange zu stellen, und wenn ich mich unwohl fühle, gehe ich eben wieder nach Hause.« So sank sein Angstniveau bereits um ein bis zwei Punkte.

Im folgenden wurden die Verhaltensweisen eingeschätzt. Das geschah zunächst in einem imaginären Rollenspiel, bei welchem Alain anhand sehr präziser Fragen beschreiben sollte, wie er sich in dieser Situation verhalten würde: »Ich schaue auf den Boden, ich traue mich nicht, die Leute anzusehen, ich spreche an der Kasse ganz leise, die Kartenverkäuferin läßt mich meinen Satz wiederholen, ich wage nicht, um einen Platz in einer bestimmten Reihe zu bitten ...« Danach sollte sich Alain hinstellen und in einem Rollenspiel vorführen, wie seine Körperhaltung in der Warteschlange aussieht, wie er sich an die Kassenfrau wendet usw. Schließlich wurden in der Sitzung angemessenere Verhaltensweisen erarbeitet: um einen gelassenen Eindruck zu machen, könnte man in der Warteschlange eine Zeitschrift lesen; man könnte von Zeit zu Zeit zum Himmel aufschauen, statt immer nur mit hängendem Kopf auf die Pflastersteine zu gucken; man könnte zur Kassiererin ein bißchen lauter sprechen etc.

Das Ensemble dieser einfachen, vorbereitenden Ratschläge wurde vervollständigt durch das Trainieren grundlegender Entspannungstechniken, vor allem der Atemkontrolle. Am Ende der Konsultation wurde die Exposition geplant: Alain suchte sich für diesen Anfangstest ein kleines Kino in seinem Stadtviertel aus und einen Film, der schon eine Weile lief, so daß nicht so schrecklich viele Leute Schlange stehen würden. Man durfte keinen Fehlschlag riskieren, denn der hätte gleich zu Beginn eine Fluchtreaktion oder eine ernste Angstkrise ausgelöst! Alain hatte sich nämlich seit seiner Studienzeit nicht mehr vor dem Kino angestellt. Um noch eine Zwischenstufe einzuschalten, hätte man Alain auch bitten können, sich von einem Freund begleiten zu lassen; weil er aber wenig Freunde hatte, ließ sich das schwer planen. Außerdem neigte Alain wie viele Sozialphobiker dazu, die Probleme vor seinen Nächsten zu verbergen. Er hätte sich geschämt, in Gegenwart eines Freundes ängstlich zu wirken. Für die kommende Woche wurde die nächste Sitzung ausgemacht ...

Alain betrat unser Sprechzimmer mit einem strahlenden Lächeln. Alles hatte geklappt und war viel einfacher gewesen als erwartet. Als er vor dem Kino ankam, war seine Angst ziemlich groß, denn dort standen mehr Leute, als er gedacht hatte. Aber er machte keine Kehrtwendung. So verharrte seine Angst drei oder vier Minuten lang auf einem hohen Niveau, dann aber ließ sie allmählich nach, so daß er sogar noch den Film genießen konnte.

Die folgenden Übungen liefen nach demselben Prinzip ab. Einige Situationen, die nicht auf der Liste standen, nahm Alain spontan in Angriff (jemanden nach dem Weg fragen, zu einem Kollegen vor dem Gymnasium eine scherzhafte Bemerkung machen usw.). Als wir jedoch bei den letzten drei Etappen angelangt waren, mußten wir eine neue Liste erstellen. Sie konzentrierte sich stärker auf jene Situationen, deren Meisterung schwieriger war als erwartet. Das »Annehmen einer Einladung zum Abendessen« wurde zum Beispiel in mehrere Etappen aufgeteilt: zunächst sollte Alain regelmäßig mit seinen alten Freunden Mittag essen, sie zum Abendbrot mit nach Hause nehmen, ihren Einladungen folgen und sie bitten, auch Leute zu Gast zu laden, die er noch nicht kannte ...

Alain gelang es schließlich, alle Ziele zu erreichen, die er sich zusammen mit dem Therapeuten gesetzt hatte. Seine

Lebensqualität und die Beziehungen zu den Kollegen verbesserten sich. Er trat in einen Chor ein und beschloß sogar, an einer Gruppenreise teilzunehmen, obwohl er keinen der übrigen Teilnehmer kannte. Schon zu Beginn der Fahrt machte er sich daran, mit fast allen Mitgliedern der Reisegruppe zu sprechen, und manche von ihnen wurden sogar seine Freunde.

»Wenn man diese Sachen erst einmal gemacht hat, merkt man, daß sie viel einfacher waren als gedacht; entscheidend ist, daß man sich an sie heranwagt«, stellte Alain auf einer der letzten Sitzungen fest. So hatte er Senecas berühmte Maxime für sich selbst neu entdeckt …

Kapitel III
Besser kommunizieren

»Wirklich frei ist der Mann, der es versteht, eine Einladung zum Abendessen auszuschlagen, ohne zu Ausreden greifen zu müssen.«

Jules Renard

Soziale Angst ist häufig mit einem Defizit an sozialer Kompetenz verbunden. Was versteht man darunter genau? Die soziale Kompetenz ist das Ensemble aller Verhaltensweisen, die ein Individuum in zwischenmenschlichen Beziehungen zeigt. Mit deren Hilfe kann es einen effizienten, angemessenen und zufriedenstellenden Umgang mit seinen Mitmenschen pflegen. Soziale Kompetenz hat mit der nonverbalen Kommunikation zu tun (Schaut man seinem Gesprächspartner während einer Diskussion in die Augen? Spricht man mit hörbarer Stimme?), aber natürlich auch mit der verbalen (Drückt man klar und direkt aus, was man möchte? Respektiert man seinen Gesprächspartner, indem man auch darauf achtet, wo seine Wünsche liegen?). Diese Verhaltensweisen werden zum großen Teil erworben, und zwar aufgrund von Erziehungsmustern, dem Vorbild der Eltern und verschiedenen Lebensumständen. Daher kann man sagen, daß manche Menschen sie besser erlernt haben als andere. Zum Glück ist es aber möglich, sie auch später noch zu erwerben oder zu perfektionieren, selbst wenn man nicht mehr ganz jung ist. Entgegen einer weit verbreiteten Meinung ist hier nichts ein für allemal gelaufen.[134]

Soziale Kompetenz entwickeln

Die soziale Kompetenz kann durch soziale Angst beeinträchtigt werden: Wenn Sie einer einschüchternden Person gegenüberstehen, ist es möglich, daß Sie plötzlich nicht mehr wissen, was Sie sagen sollen, obwohl Sie normalerweise immer brillante Gesprächsthemen auf Lager haben … Umgekehrt kann auch ein Defizit an sozialer Kompetenz am Ursprung sozialer Angst stehen. Das ist ein klassisches Phänomen, mit dem vielleicht jeder von uns schon einmal konfrontiert wurde: Wenn Sie zu einem sehr feinen Abendessen eingeladen sind, sich aber mit den Gewohnheiten dieser Gesellschaftskreise nicht auskennen, kann es passieren, daß Sie eine leichte Mulmigkeit beschleicht, wenn Sie sechs verschiedene Messer und Gabeln erblicken, die um Ihren Teller angeordnet sind, und wenn man Ihnen zu allem Überfluß Garnelen serviert, die noch nicht ausgelöst sind! Das ist in gemäßigter Form (hoffen wir zumindest für Sie!) genau das Gefühl, das manche unter sozialer Angst leidende Menschen angesichts von Situationen empfinden, von denen sie annehmen, daß sie nicht zu meistern seien, wissen sie doch nicht, wie sie sich verhalten sollen.

Durch den Ausbau seiner sozialen Kompetenz kann man das subjektive Gefühl gewinnen, die Lage im Griff zu haben, und die Situation sogar tatsächlich besser meistern. Dadurch verringert sich auch die Angst. Man kann stärker zum Akteur werden und muß sich nicht mehr nur auf die Zuschauerrolle beschränken, und im Laufe des Handelns wird auch das Gefühl von Streß und Anspannung zurückgehen. Schließlich kann ein solches Training indirekt das Exponierungsverhalten fördern und dazu führen, daß man seine Denkmuster überprüft.

Sich selbst behaupten

Eines der Modelle, die bei der Entwicklung der sozialen Kompetenz am häufigsten eingesetzt werden, ist das der Selbstbehauptung.[135] Es gibt drei Hauptformen des Beziehungsverhaltens in einer sozialen Situation. Die wichtigsten Merkmale sind in folgender Tabelle aufgeführt:

	Gehemmt	*Selbstbewußt*	*Aggressiv*
Vorteile	kostet wenig Energie; wird von der Umgebung gut toleriert	ist effizient, wenn man ein Ziel erreichen will, und dabei relativ bequem	ist relativ wirkungsvoll
Nachteile	ist frustrierend und wenig effizient, wenn man ein Ziel erreichen will	muß erlernt und ständig trainiert werden	schafft Konflikte und löst Streß aus

Zwei von ihnen, nämlich das gehemmte und das aggressive Verhalten, sind in uns mehr oder weniger programmiert und lassen sich daher sehr leicht erlernen. Jedes hat seine Vorzüge, aber vor allem auch beträchtliche Nachteile. Die dritte Form ist das selbstbewußte Verhalten, das im Vergleich zu den anderen schwer zu erlernen ist. Sich selbst zu behaupten bedeutet, so klar und direkt wie möglich ausdrücken zu können, was man denkt, wünscht oder spürt, und dabei auch zu berücksichtigen, was der andere denkt, wünscht oder spürt; all das schließlich auf einem so niedrigen Angstpegel wie nur möglich.

Im Unterschied zum aggressiven und zum gehemmten Verhalten ist das selbstbewußte Verhalten einer sehr breiten Skala von Situationen angemessen, jedenfalls all jenen, denen wir im Alltag gewöhnlich begegnen.

Die Selbstbehauptung ist heute eine weitverbreitete Trainingstechnik zum Erwerb sozialer Kompetenz. Den psychotherapeutischen Bereich hat sie im übrigen längst überschritten, und man wird ihr inzwischen ebenso in der betrieblichen Fortbildung und bei der Persönlichkeitsschulung begegnen. Man beginnt damit, die Situationen festzulegen, denen man sich nach entsprechendem Training stellen soll. Auch an den Denkmustern wird gearbeitet. Aber das Originelle an dieser Technik ist vor allem, daß sie dynamische und durch Gleichberechtigung geprägte Beziehungen zwischen den Individuen fördert.

Anita ist eine vierunddreißigjährige Architektin, die in Südamerika geboren wurde. Nachdem sie zwei Depressionen durchgemacht hatte, kam sie in unsere Sprechstunde, weil sie versuchen wollte, ihre Beziehungsschwierigkeiten zu lösen. Sie litt nämlich seit langem an einer Schüchternheit, die in den letzten Jahren besonders hinderlich geworden war.

Obwohl sie schon als Kind verschlossen und zurückhaltend war, hatte es Anita nie an Freunden gefehlt; sie war bei den anderen Kindern und den Lehrern sogar sehr beliebt gewesen. Als sie mit sieben Jahren nach Frankreich übersiedelte, veränderte das kaum ihre bereits deutlich ausgeformte Schüchternheit, die sie hervorragend einzusetzen wußte, um andere zu bezaubern und an sich zu binden. Da sie in einer Familie mit festem Zusammenhalt lebte, war sie psychisch ausgeglichen und paßte sich recht schnell an das neue Milieu und die Menschen an, obwohl sie ein Einzelkind war. Kurz nach Abschluß ihres Studiums heiratete sie einen hohen Beamten, der dienstlich oft unterwegs war. Nach ein paar Jahren Eheleben hatte Anita die häufige Abwesenheit ihres Mannes satt und ließ sich scheiden. Sie hatte beschlossen, ihren Kindheitstraum zu verwirklichen und ein eigenes Architekturbüro zu eröffnen. Doch leider waren die Schwierigkeiten größer als gedacht ... Da sie niemals allein gelebt hatte, vertrug sie die Scheidung, die sie doch so herbeigesehnt hatte, letztendlich ziemlich schlecht. Dazu kam noch, daß die Eltern ihren Entschluß nicht recht verstehen konnten; sie entfremdeten sich ihr und blieben in engem Kontakt mit dem geschiedenen Mann, den sie ein bißchen als ihren Adoptivsohn betrachteten. Außerdem entdeckte Anita mit einiger Überraschung, daß sie nicht über die nötige Beziehungsfähigkeit verfügte, um ein Architekturbüro erfolgreich zu führen: Man mußte Kunden werben; es gab Konflikte mit den Bauleuten vor Ort und Streitfälle mit unzufriedenen Klienten; man mußte sich in der Konkurrenz durchboxen. All das wuchs ihr schnell über den Kopf ... Allmählich bildete sich eine Erwartungsangst aus, die immer dann auftrat, wenn sie eine Baustelle inspizieren mußte oder ein heikles Anliegen hatte. Nach zwei Depressionen im Laufe von drei Jahren und ernsten finanziellen Problemen entschloß sie sich, in unsere Sprechstunde zu kommen …

Anita war in einer wohlhabenden Familie aufgewachsen, doch ihre Herkunft aus dem Ausland machte sie besonders empfindlich. Von ihren Eltern hatte sie die Kunst erlernt, keine Wellen zu schlagen und niemanden zu stören oder zu verärgern. Die Bedürfnisse der anderen kamen immer vor ihren eigenen, und so war Anita aus ihrem familiären Umfeld in die Ehe hinübergeglitten, ohne sich jemals selbst einer schwierigen Situation stellen zu müssen.

Nach einigen evaluierenden Gesprächen beschlossen wir, mit Anita zuerst das Problem ihrer mangelhaften sozialen Kompetenz in Angriff zu nehmen. Im ersten Abschnitt wurde die soziale Basiskompetenz möglichst genau aufgelistet. Es ging um eine Art »Beziehungsgrammatik«, wie sie im Alltag unerläßlich ist. Dabei entstand folgende Tabelle:

0 = sehr einfach, 8 = sehr schwer	mit Personen aus der engsten Umgebung	mit Bekannten	mit Unbekannten	mit einschüchternden Personen
positive Botschaften ausdrücken	2	5	7	8
positive Botschaften empfangen	3	4	6	6
um etwas bitten	2	5	7	8
etwas ablehnen	3	6	7	7
Kritik anbringen	3	5	8	8

0 = sehr einfach, 8 = sehr schwer	mit Personen aus der engsten Umgebung	mit Bekannten	mit Unbekannten	mit einschüchternden Personen
auf eine Kritik antworten	4	6	7	7
ein Gespräch in Gang bringen	0	2	6	8

Verallgemeinernd könnte man sagen, daß Anita in große Schwierigkeiten geriet, sobald es sich darum handelte, mit Unbekannten zu kommunizieren oder mit einschüchternden Leuten, die kompetenter, reicher oder redegewandter waren. In solchen Fällen war sie fast außerstande, einen dienstlichen Termin abzusprechen oder eine mangelhaft ausgeführte Arbeit zu kritisieren.

Die erste Phase widmete sich also dem Erlernen einfacher Kommunikationstechniken, welche ihr helfen sollten, die in der Tabelle verzeichneten »Grundfertigkeiten« auszubauen. Jede dieser Situationen war Gegenstand eines speziellen Trainings, das jedes Mal wie folgt aufgebaut war: die Situation wird zunächst präzise definiert (mit welcher Person, aus welchem Grund, an welchem Ort); wir spielen die Szene ein erstes Mal dergestalt, wie sich die Patientin im täglichen Leben verhalten würde; der Therapeut kommentiert dann exakt die verbalen und die nonverbalen Bestandteile der Kommunikation; er erteilt präzise Ratschläge, wie die Patientin ihr Verhalten verbessern kann; die Szene wird von der Patientin noch einmal gespielt, wobei sie die Bemerkungen des Therapeuten berücksichtigt; schließlich wird sie ermutigt, das Erlernte ins tägliche Leben zu übertragen.

Diese Phase dauerte etwa drei bis vier Monate. Während dieser Zeit wurde Anita ermuntert, im Alltag anzuwenden, was sie in den Sitzungen gelernt hatte; dabei sollte sie sich jedoch auf einfache Situationen beschränken, in denen nicht viel auf dem Spiel stand. Sie entsprachen den beiden linken Spalten der Tabelle. Es ging darum, sozusagen die Tonleiter herauf- und herunterzuspielen und ganz wie ein Musiker die Virtuosität am Allereinfachsten zu entwickeln.

In einer zweiten Phase beschlossen wir, heiklere Situationen anzugehen, die jedoch von grundlegender Bedeutung für die von Anita gewählte Tätigkeit waren. Wir suchten sieben Situationen aus, die in ihrem Beruf regelmäßig wiederkehren würden. Zunächst mußte sie sich zu »verkaufen« wissen, indem sie in Gegenwart neuer Kunden positiv über sich selbst sprach (statt es sich nicht zu trauen, weil sie nicht eingebildet wirken wollte oder Angst hatte, hinterher die Erwartungen zu enttäuschen). Dann sollte sie wagen, über Geld zu reden; sie mußte Preise festsetzen, die hoch genug waren, und allen Versuchen, einen Rabatt herauszuschlagen, widerstehen; sie mußte es auch schaffen, säumige Zahler zu bedrängen, statt über die ganze Sache den Mantel des Schweigens zu breiten und lieber auf das zu verzichten, was ihr zustand. Drittens mußte sie lernen, Zeitverzug oder mangelhafte Arbeit auf den Baustellen zu kritisieren und von den Handwerkern genau das zu verlangen, was vorgesehen war (statt immer nachzugeben, wenn sie sich wortreich herausredeten). Auf Dienstbesprechungen oder bei Empfängen mußte sie mehr in den Vordergrund rücken, statt immer in ihrer Ecke zu bleiben und zu warten, daß sie jemand ansprach. Mußte sie auf die Bank, weil sie ihr Konto überzogen hatte, dann sollte sie sich dort besser verteidigen und rechtfertigen können, statt wie ein Kind dazustehen, das etwas angerichtet hat und nun allen Tadel auf sich niedergehen läßt. Auf die Kritik unzufriedener Kunden sollte sie ruhig und bestimmt antworten, statt daß sie den Kopf verlor, sich herauszureden versuchte oder sich am Ende aufregte und einen Streit anzettelte. Schließlich sollte sie wagen, auf die Kollegen zuzugehen, um Ideen über gemeinsame Projekte auszutauschen (statt zu denken, daß dies ohnehin verlorene Mühe wäre und daß sie wegen ihrer geringen Erfahrung sowieso niemanden für ein großes Projekt interessieren könnte). All diese Situationen mit Ausnahme der letzten wurden von ihr nicht komplett vermieden; manchmal schaffte Anita es, sie in Angriff zu nehmen, aber was sie dann sagte oder tat, war ganz einfach nicht so, wie sie es gewünscht hätte.

Die Arbeit am Problem »Umgang mit einem unzufriedenen Kunden« verlief in Anitas Fall folgendermaßen: Zunächst enthüllte das Rollenspiel beträchtliche Fehlfunktionen. Durch ihre Angst in solch einer Situation neigte Anita dazu, sich ständig zu rechtfertigen (»Ich hatte keine Zeit, auf die Baustelle zu gehen, ich bin total überlastet«); sie ließ durchscheinen, daß der Kunde zu dick auftrug (»Na ja, das ist aber trotzdem ein bißchen übertrieben«), und versuchte, ihm eine Mitschuld an diesem Malheur in die Schuhe zu schieben (»Sind Sie auch sicher, daß Sie das ganz eindeutig so verlangt hatten? Im Vertrag steht das nicht drin«). Je nachdem, welchen Streßpegel sie am Ende erreicht hatte, sagte sie schließlich überhaupt nichts mehr und wartete, daß es vorübergehen würde (gehemmtes Verhalten), oder sie wurde wütend und schlug dem Kunden vor, den Vertrag zu annullieren (aggressives Verhalten).

Der Therapeut rief ihr die für solche Situationen angemessenen Grundregeln der Selbstbehauptung ins Gedächtnis (anerkennen, daß der andere ein Problem hat, ohne deshalb gleich seinen Standpunkt zu übernehmen; die eigenen Gefühle ohne Aggressivität ausdrücken). Er suchte mit ihr nach geeigneten Antworten, woraufhin im Rollenspiel nach viel Probieren und etlichen tastenden Versuchen schließlich der folgende Dialog entstand:

»Also, Madame E., ich bin echt wütend! Die Fliesen haben nicht die richtige Größe; das ist unglaublich! Und Sie, Sie hätten sich darum kümmern müssen; aber nein, da muß ich erst vorbeikommen, damit überhaupt jemand was merkt!«

»Ich verstehe, daß Sie ärgerlich sind, aber ich werde alles tun, damit die Sache in Ordnung kommt.«

»Aber trotzdem, Sie hätten das rechtzeitig merken müssen!«

»Ich kann nicht dauernd auf der Baustelle sein. Aber ich versichere Ihnen, daß ich jeden Tag vorbeischaue und daß ich das sofort kläre. Morgen wird alles in Ordnung sein.«

»Na schön, aber wissen Sie, ich stecke hier eine Menge

Geld rein, und ich will das doch nicht zum Fenster rauswerfen für schludrige Arbeit!«

»Sie verlangen mit vollem Recht, daß die Arbeiten ordentlich erledigt werden, aber der eine oder andere Irrtum kommt immer vor. Wichtig ist doch, daß ich Ihnen garantiere, daß der Fehler behoben wird. Ich kümmere mich persönlich darum, vertrauen Sie mir ...«

Indem sie solche Rollenspiele wiederholte, entwickelte Anita allmählich ein ganzes Ensemble von Kompetenzen, die besser ausgebildet waren als zuvor. Die Zahl der Situationen, in denen sie es schaffte, sich selbst zu behaupten, wuchs langsam an, während zugleich ihre Angst an Intensität verlor.

Diese Phase zog sich noch einmal über vier oder fünf Monate hin. Am Ende der Therapie, die also fast ein Jahr gedauert hatte, und zwar mit ungefähr einer Sitzung pro Woche, war es Anita gelungen, ein an ihre neuen Lebensumstände angepaßtes Beziehungs-Know-how zu entwickeln und zu beherrschen. In dieser Zeit hatte sie auch einen neuen Lebenspartner kennengelernt, und sie begann mit den Vorbereitungen zur Gründung eines gemeinsamen Architekturbüros mit einem Kollegen, den sie schon immer sehr bewundert und als einen Meister betrachtet hatte.

Anitas depressive Tendenzen, die in regelmäßigen Abständen mit einer geeigneten Skala evaluiert wurden, hatten sich verflüchtigt. Das ist bei einer solchen Behandlung oft der Fall, selbst wenn die therapeutischen Anstrengungen sich nicht direkt auf die Depression richten.

Die therapeutischen Strategien berücksichtigen systematisch die Schwierigkeiten des sozialängstlichen Menschen, sich selbst zu behaupten.[136] Diese Arbeit kann mit gleichem Erfolg auch im Rahmen einer Gruppe durchgeführt werden.[137] In diesem Fall versammelt man sechs bis zwölf Teilnehmer und ein oder zwei Therapeuten und folgt dann demselben Verfahren. Beide Therapieformen haben ihre Vorteile. Die Gruppe erlaubt eine Arbeit in geselliger Atmosphäre; die Teilnehmer unterstützen sich gegenseitig und machen einander Mut, und es kommt sogar vor, daß sie sich außerhalb der Sitzungen treffen, um gemeinsam weiterzuarbeiten. In einer Gruppe haben auch die Rollenspiele größere Authentizität, denn es stehen etliche potentielle Gesprächspartner bereit. Schließlich wirkt die Gruppentherapie entdramatisierend, indem sie jedem zeigt, daß er nicht der einzige ist, der an sozialer Angst leidet ... Hingegen ermöglicht die Einzeltherapie sicherlich, die Arbeit mehr auf den individuellen Fall abzustimmen und vor allem die kognitiven Mechanismen präziser zu untersuchen. Wenn die Probleme bei der Selbstbehauptung mit Persönlichkeitsstörungen einhergehen, ist eine individuelle Behandlung sowieso unverzichtbar, da auch an den Kognitionen gearbeitet werden muß.[138]

Kapitel IV
Anders denken

»Was die Menschen verwirrt, sind nicht die Dinge, sondern ihre Ansichten über die Dinge.«

Epiktet

Es genügt nicht, daß wir unsere Verhaltensweisen ändern und unsere kommunikativen Strategien entwickeln. Wir müssen auch lernen, anders zu denken, und dabei vor allem die Neigung ausmerzen, stets davon auszugehen, daß die anderen notgedrungen ein negatives Urteil über uns hätten und wir selber ohnmächtig, unfähig und unbedeutend wären. Darin liegt das Ziel der kognitiven Therapien.[139]

In einer ersten Etappe soll der Betroffene lernen, seine mentale Funktionsweise besser zu beobachten, vor allem das, was er zu sich selbst sagt, und die Art und Weise, wie er bisweilen die Tatsachen deformiert. Er soll auch erkennen, wie die eigenen Erwartungen und Überzeugungen manchmal so starr oder maßlos sind, daß man in einem Gefühl ständiger Unzufriedenheit mit sich selbst oder den anderen lebt.

Die nachstehende Tabelle faßt auf sehr schematische Weise die wichtigsten Techniken der kognitiven Therapien zusammen. Wir werden sie im folgenden gleich durch einen Therapiebericht veranschaulichen.

Philippes Zweifel

Als Philippe in unsere Sprechstunde kam, war er vierundzwanzig Jahre alt und Arzt im Praktikum. Er schickte sich gerade an, seine erste Urlaubsvertretung zu übernehmen, und beim Gedanken daran wurde ihm derart angst und

Auf die Kognitionen einwirken: Sichtbarmachen des Problems	1) Selbstbeobachtung 2) sokratischer Dialog
Auf die Kognitionen einwirken: Veränderung	1) alternative Kognitionen 2) Realitätsproben
Auf die kognitiven Schemata einwirken: Sichtbarmachen des Problems	1) Selbstbeobachtung 2) Katastrophenszenarios
Auf die kognitiven Schemata einwirken: Veränderung	1) das Für und Wider abwägen 2) den Vertrag neu aushandeln

bange, daß er, wie er selbst sagte, »als letzte Rettung« mit uns einen Termin ausmachte.

Philippe war ein brillanter Student gewesen, zumindest in den schriftlichen Prüfungen; er litt an einer sozialen Phobie, die um ein konkretes Problem kreiste: Er ertrug es nicht, bei einer Tätigkeit beobachtet zu werden. Das betraf zahlreiche Situationen, angefangen vom Essen im Restaurant bis hin zum Kurzreferat vor Publikum. Natürlich ging es auch los, wenn er unter dem Blick des Stationsarztes eine medizinische Untersuchung vornehmen sollte, oder einfach, wenn der Kranke ihm dabei zuschaute! Philippe vereinte in sich übrigens auch zahlreiche Merkmale der vermeidend-selbstunsicheren Persönlichkeit: Er war höchst empfindlich gegen jede Art von Kritik oder Bemerkung von außen, und um bestimmten sozialen Situationen auszuweichen, zimmerte er sich mit viel Geschick umfassende Vermeidungsstrategien zurecht, wobei er stets eine absolut vernünftig klingende Erklärung parat hatte. Lange Zeit hatte er seine Existenzweise quasi als normal betrachtet. Bei seinen Eltern schien es ähnlich abzulaufen: sie richteten einen extrem kritischen Blick auf die Außenwelt und versuchten vor allem, ihr ganzes Leben um die familiäre Zelle herum zu konstruieren und sich ganz auf sich selbst zurückzuziehen. Außer mit seinen Klassenkameraden, mit denen er nach der Schule nie etwas unternahm, hatte Philippe in seiner Kindheit nur Umgang mit seinen beiden Brüdern und den Eltern. Das ganze Studium über blieb er im Elternhaus wohnen, und das war auch jetzt noch der Fall. Die jungen Leute seines Alters »enttäuschten« ihn, er fand sie »oberflächlich und unbeständig«. Mit seinem Liebesleben lief es ähnlich: »Alles zu seiner Zeit – erst konzentriere ich mich mal auf mein Studium, und dann werde ich weitersehen ...« Er hatte sich sein ganzes Leben lang nie an ein Mädchen herangemacht, ohne daß ihm jedoch bewußt geworden wäre, daß er dazu gar nicht imstande war ... Die Eltern bestärkten ihn in seiner Lebensweise; sie bewunderten ihn sehr und führten selbst ein graues und eintöniges Leben ohne Kontakte und ohne Ausflüge.

Philippes Medizinstudium war ohne Schwierigkeiten verlaufen, bis er sein erstes größeres Praktikum machen mußte. Dabei hatte er sich in Situationen zu bewähren, die ziemlich schwierig für ihn waren: er mußte den Blutdruck messen, ein Herz auskultieren, eine intramuskuläre Injektion verabreichen – und das alles unter dem prüfenden Blick der Mitstudenten, der Krankenschwestern oder des Klinikchefs. Bei seinem ersten Praktikum hatte er es jedoch geschafft, nur drei- oder viermal in die Klemme zu geraten; bei der Visite verbarg er sich ganz hinten im Pulk der Studenten, und wenn für einen Behandlungsschritt ein Freiwilliger gesucht wurde, meldete er sich nie ...

Danach hatte er sich für seine Praktika Krankenhäuser ausgesucht, die bekannt dafür waren, daß sie die Studenten sich selbst überließen. Das kam ihm äußerst gelegen. Vor sich selbst entschuldigte er es damit, daß er so mehr Zeit für die Examensvorbereitungen hätte. Übrigens brillierte er bei den Prüfungen wirklich, was den Familienmythos vom künftigen berühmten Arzt nur noch nährte. Und so geschah es, daß er sein Studium abgeschlossen und als Arzt im Praktikum zu arbeiten begonnen hatte, ohne schon einmal richtig mit Kranken zu tun gehabt zu haben. Als sein Onkel, Allgemeinmediziner am anderen Ende von Frankreich, ihm vorschlug, ihn im Sommer zwei Wochen lang zu vertreten, wagte Philippe nicht, nein zu sagen. Zum einen wollte er nicht das Gesicht verlieren, und dann fand er, daß es im Grunde eine gute Vorübung für sein Praktikum sein könnte. Dieses sah er mit der allergrößten Angst herannahen, und er fragte sich, ob er nicht ein Freijahr nehmen sollte, »um sich besser vorbereiten zu können«.

Schließlich hatte er in einer medizinischen Fachzeitschrift einen unserer Aufsätze über soziale Phobie gelesen und sich darin sofort wiedererkannt. Das brachte ihn auf die Idee, zu uns in die Sprechstunde zu kommen. Seine Therapie war lang und manchmal schwierig, wie es bei Persönlichkeitsstörungen wie der vermeidend-selbstunsicheren Persönlichkeit häufig der Fall ist. Sie zog sich fast über zwei Jahre hin, wobei allerdings von Anfang an regelmäßige Fortschritte verzeichnet werden konnten. Wir wollen an dieser Stelle nur auf einige Aspekte eingehen, welche die kognitive Arbeit zur Vorbereitung der Urlaubsvertretung veranschaulichen.

Den Dialog führen

Die hier wiedergegebenen Dialoge sind Auszüge aus Konsultationen, die wirklich stattgefunden haben. Wir haben sie jedoch gekürzt und neu eingerichtet. Der Eindruck von Kohärenz und Einfachheit, den sie erwecken könnten, ist also trügerisch. Vor Ort lief alles viel langsamer ab, verworrener und mit vielen Wiederholungen, zumindest zu Beginn der Therapie.

– *Was Sie unruhig macht, ist zum Beispiel der Gedanke, daß Sie sich während dieser Vertretung sehr unwohl fühlen werden, nicht wahr?*
– *Ja, das ist so.*
– *In welcher Art von Situation könnten Sie sich zum Beispiel sehr unbehaglich fühlen?*
– *Na ja, ich habe Angst, bestimmte Fragen der Patienten nicht beantworten zu können.*
– *Zum Beispiel?*
– *Zum Beispiel, wenn sie mich fragen, ob ich dieses oder jenes Medikament kenne, und ich weiß darüber nichts, oder wenn sie mich über eine seltene Krankheit bei einem Familienmitglied ausfragen, eine Krankheit, von der ich noch gar nichts gehört habe …*
– *Und was würde in einem solchen Fall passieren?*

- *Ich würde total lächerlich wirken.*
- *Inwiefern lächerlich?*
- *Na ja, ich würde rot werden und stammeln, ich müßte zugeben, daß ich nicht Bescheid weiß, oder eine Nullachtfünfzehn-Antwort erfinden, um nicht das Gesicht zu verlieren ...*
- *Und was würden Sie sich in diesem Moment sagen?*
- *Was ich mir sagen würde? Daß ich im Grunde eine Null bin, daß ich gerade dabei bin, das Gesicht zu verlieren ...*
- *Das Gesicht zu verlieren?*
- *Ja, in den Augen des Patienten würde ich das Gesicht verlieren.*
- *Wie das, was würde er sich sagen?*
- *Daß ich nicht gerade begabt bin und nicht besonders geeignet als Vertretung, daß ich wahrscheinlich keinen guten Arzt abgeben werde ...* (Er hält ein, aber man merkt, daß ihm weiterhin negative Kognitionen durch den Kopf schießen.)
- *Hmm ... Stellen Sie sich noch andere Dinge vor?*
- *Ja – daß der Patient mich nicht mehr anruft, daß er mit meinem Onkel redet, daß der kein Vertrauen mehr in mich hat und die Sache mit meinen Eltern bespricht ...*
- *Und all das macht Ihnen Angst, nehme ich an?*
- *Das macht mir ganz schrecklich Angst; allein schon, wenn ich mit Ihnen darüber rede, ist mir nicht wohl zumute. Normalerweise versuche ich, diese Art von Gedanken aus meinem Kopf zu verscheuchen, sobald sie auftauchen.*
- *Da haben Sie recht, aber man muß solchen Gedanken hin und wieder auch die Stirn bieten können, damit man nicht von ihnen beherrscht wird. Fassen wir mal zusammen: Sie fürchten sich vor einer Situation, in der Sie eine Frage des Patienten nicht beantworten können. Und wenn Sie sich vorstellen, mit einer solchen Lage konfrontiert zu werden, löst das in Ihnen Gedanken aus wie »Ich bin eine Null, wenn ich darauf keine Antwort weiß«, »Der Patient wird denken, daß ich nicht ganz auf der Höhe bin« und noch andere beängstigende Gedanken.*
- *Genau.*

Während einer solchen Unterhaltung bewegt der Therapeut den Patienten dazu, ganz klar die Gedanken auszusprechen, welche die Situation bei ihm auslöst. Er unterstreicht ihren hypothetischen und deduktiven Charakter, indem er jedesmal sagt: »So ist also die Situation, und was sind nun Ihre Gedanken in dieser Situation?«

Die Gedanken aufschreiben

Zwischen den einzelnen Sitzungen soll der Patient seine Reflexion fortführen, indem er kleine Listen und Tabellen ausfüllt. Sie können zum Beispiel so aussehen wie die folgende, die im Laufe der Therapie entstand, als Philippe mit der Urlaubsvertretung schon begonnen hatte.

Situationen	*Grad der Verlegenheit*	*Kognitionen*
Ich habe gezittert, als ich einem Patienten den Blutdruck maß.	6/8	Ich habe mich total dämlich benommen. Bestimmt hat er es gemerkt. Er wird mich für krank halten. Er wird mir kein Vertrauen schenken, und er wird sich sagen, daß ich nicht weiß, wie man Blutdruck mißt.
Ich mußte vor den Augen des Patienten die Dosierung eines ganz gebräuchlichen Antibiotikums nachschlagen, denn ich wußte sie nicht mehr auswendig.	4/8	Ich sollte darüber Bescheid wissen. Das ist nicht normal. Einem richtigen Arzt würde das nie passieren.
Ich bin rot geworden, als ich die Brust einer jungen Patientin untersuchte, die sich gerade die Pille verschreiben lassen hatte.	7/8	Sie wird denken, ich wäre total sexbesessen. Sie wird glauben, daß ich mit Frauen ein Problem habe. Sie wird mit ihrem Mann darüber reden.

Situationen	*Grad der Verlegenheit*	*Kognitionen*
Ich muß einen Kollegen anrufen, weil ich nicht weiß, wie man ein bestimmtes Zertifikat für einen Kriegsveteranen ausstellt.	6/8	Ich werde ihn stören. Er hat ja auch noch andere Dinge zu tun. Ich sollte mich eigentlich allein zurechtfinden.

Seine Gedanken ändern

Diese Arbeit wird in der Sitzung mit Hilfe von Dialogen geleistet. Der Patient wird ermuntert, seinerseits systematisch einen alternativen inneren Diskurs zu entwickeln und seine Aufzeichnungen damit zu ergänzen, wofür er zwei zusätzliche Spalten einrichtet. Die obige Tabelle wurde zum Beispiel so vervollständigt:

Alternative Gedanken	*Neueinschätzung des Verlegenheitsgrades*
Vielleicht hat er es nicht einmal bemerkt. Er weiß ja, daß ich nicht viel Erfahrung habe. Das ist sein üblicher Blutdruck – warum sollte er an meinen Meßwerten zweifeln?	2
Das kann jedem passieren. Es gibt Tausende Medikamente; man kann nicht alle und jedes kennen. Alte Ärzte kennen mehr Medikamente als ich, aber das ist logisch, denn sie machen diese Arbeit seit Jahren.	2
Es ist normal, in so einer Situation befangen zu sein! Sie sieht ja, daß ich es nicht zu meinem Vergnügen mache. Sie wirkte nicht verlegen oder verärgert; sie war auch nach der Untersuchung ganz locker und hat gelächelt.	6

Alternative Gedanken	*Neueinschätzung des Verlegenheitsgrades*
Er ist ein Freund meines Onkels; er hilft mir gern. Ich hatte ihn vorgestern am Telefon, als es um den Bereitschaftsdienst für das Wochenende ging, und da hat er sehr sympathisch gewirkt. So ein Zertifikat wird äußerst selten ausgestellt; natürlich muß ich da jemanden um Rat bitten. Es wird nicht lange dauern.	3

Schauen wir uns noch einmal einen Ausschnitt aus einem therapeutischen Gespräch an, das wir einige Sitzungen später mit Philippe führten:

– *Gut, jetzt wollen wir an einer der Situationen arbeiten, die Sie in Ihrer Liste der automatischen Gedanken notiert haben. So werden wir besser verstehen, warum Ihnen in solchen Situationen derart alarmierende Gedanken durch den Kopf schießen.*
– *Hmm …*
– *Also zum Beispiel die Situation, in der Sie ein bißchen zittern, als Sie beim Patienten den Blutdruck messen. Sie haben Angst, der Patient könnte es bemerken und Sie für wunderlich halten … In anderen Situationen fürchten Sie, daß man Sie für sexbesessen oder für inkompetent hält …*
– *Ja, das geht eigentlich immer in die gleiche Richtung; gegen solche Gedanken kann ich nichts machen.*
– *Versuchen wir mal, die Logik Ihrer Gedanken zu verfolgen. In der Situation, in der Sie beim Blutdruckmessen zittern, fürchten Sie, daß der Patient es merkt und daraus schließt, Sie wären »nicht ganz normal« und würden sich nicht gerade für den Arztberuf eignen.*
– *Ja, das ist ein bißchen so …*
– *Nehmen wir mal an, das liefe wirklich so, und der Patient würde es tatsächlich denken. Welchen Schluß würden Sie daraus ziehen?*
– *Daß ich total das Gesicht verloren habe.*

- *Nehmen wir an, Sie hätten wirklich total das Gesicht verloren – welche Folgen würde das haben?*
- *Na ja, kein Patient würde mich mehr für voll nehmen; so was spricht sich ja herum …*
- *Spielen wir noch ein bißchen weiter mit dem »Wenn« … Wenn es stimmt, daß die Patienten Sie nicht mehr respektieren würden, was würde dann geschehen?*
- *Da kann man so einen Beruf gleich an den Nagel hängen, wenn man von den Patienten nicht mehr respektiert wird. Sie als Arzt wissen das ja selber …*
- *Gut, ich glaube, wir sind jetzt beim eigentlichen Problem angelangt. Wenn man die Logik Ihrer automatischen Gedanken immer weiter fortspinnt, so wie wir es gerade getan haben, dann landet man schließlich bei Überlegungen der folgenden Art: »Wenn ich nicht bei all meinen Handlungen als Arzt und in jeder beruflichen Situation eine hundertprozentige Selbstkontrolle bewahren kann, dann werden mich meine Patienten nie respektieren, und ich werde meinen Beruf niemals so ausüben können, wie es sich gehört …« So läuft es vielleicht ein bißchen?*
- *Ja, das ist es sogar ganz genau. Es stimmt schon, ich setze mich pausenlos unter Leistungsdruck. Das geht zu weit, da bin ich sicher. Wenn ich beim Blutdruckmessen ein bißchen zittere, bin ich gleich so weit, daß ich meinen Beruf aufgeben will … Aber es ist doch trotzdem notwendig, selbstsicher zu sein, oder?*
- *Ja, aber wir werden gleich gemeinsam untersuchen, bis zu welchem Punkt man das von sich verlangen kann …*

Dieser Gesprächsausschnitt veranschaulicht eine der Methoden, mit denen die kognitiven Schemata sichtbar gemacht werden, nämlich die Methode des »abwärts gerichteten Pfeils«. Sie folgt der Logik der Katastrophenszenarien, die sich hinter den angstvollen Kognitionen des Patienten verbergen. Auch andere Methoden finden Anwendung. Manche von ihnen sind auf die Selbstbeobachtung gegründet: Man bittet den Patienten, seine Selbstbeobachtungstabellen wieder zur Hand zu nehmen und herauszuarbeiten, welche Gruppen von Kognitionen am häufigsten auftauchen. Ihnen liegt nämlich im allgemeinen das gleiche Schema zugrunde.

In Philippes Fall waren folgende Schemata am häufigsten vertreten: Ich darf keine Anzeichen von Schwäche zeigen, denn sonst riskiere ich, das Gesicht zu verlieren; ich muß über alles Bescheid wissen, denn sonst bin ich eindeutig inkompetent, usw.

Waren diese Schemata erst einmal herausgearbeitet, konnte sich die Therapie zum Ziel setzen, sie zu modifizieren:

– *Wenn diese Regel, daß man totale Selbstkontrolle bewahren muß, in Ihnen so tief verankert ist, dann vielleicht, weil sie bestimmte Vorteile bringt. Was glauben Sie, welche?*
– *Ich finde da nicht gerade viele; die Nachteile sind leichter zu erkennen.*
– *Zum Beispiel?*
– *Na ja, daß ich mich immerzu unter Druck setze, sogar wenn es ganz unnötig und unangebracht ist.*
– *Ja. Gibt es noch andere Nachteile?*
– *Das treibt mich dazu, daß ich mich abschotte, statt daß ich ein bißchen Abstand gewinne und die Dinge mit Humor sehe. Ich müßte mir sagen können: »Mach dir nicht solchen Druck beim Druckmessen!« Aber daran denke ich immer erst eine Woche später … Und dann bin ich durch solche Gedanken immer ganz blockiert und voller Scham und Schande, statt daß sie mir helfen würden, mich zu entkrampfen und mit den anderen zu reden. Im Grunde glaube ich, dadurch kann ich nicht so ein guter Arzt werden, wie ich es eigentlich drauf hätte; ich überwache mich pausenlos selbst, statt ein offenes Ohr für die Patienten zu haben …*
– *Hmm … Es gibt also eine ganze Reihe von Nachteilen, wenn man solche persönlichen Leistungsmaßstäbe anlegt, solche starren Regeln. Aber finden Sie nicht trotzdem auch ein paar Vorteile, die es erklären könnten, daß Ihr Denken so abläuft?*
– *Sicher, wenn man lange genug sucht … Das ist wie mit meinem Perfektionsdrang: weil mich das schon lange vorher streßt, bereite ich mich besonders gut vor; ich gehe meine Vorlesungen noch einmal durch, die Listen der gebräuchlichsten Medikamente, die Dosierungen und alles das. Ich stehe nie unvorbereitet da. Das ist schon ein Vorteil, aber auch der einzige, der mir einfällt.*

- *Demnach sind die Nachteile viel zahlreicher als die Vorteile. Es liegt also auf der Hand, daß man diese Art persönlicher Leistungsanforderungen abändern sollte ...*

Die kognitiven Schemata sind in unserem Geist so tief verwurzelt, daß sie nicht einfach ausgelöscht werden können. Das wäre im übrigen auch nicht wünschenswert. Die Ausgangsidee, welche ihnen zugrunde liegt, ist nämlich unter bestimmten Umständen völlig legitim, und nur ihre starre und verallgemeinerte Anwendung ruft die Schwierigkeiten hervor. Dem Patienten wird also häufig gesagt, daß er sich diese Schemata als eine Art Vertrag vorstellen muß, den er unbewußt mit sich selbst abgeschlossen hat, und zwar in einem Lebensabschnitt, der ein solches Denken notwendig machte.

In Philippes Fall reichte es, soweit er sich daran erinnern konnte, bis in eine schwierige Etappe seiner Kindheit zurück. Damals waren seine Eltern umgezogen, und er kam mitten im Jahr an eine neue Schule in der Provinz. Dort hatte der Achtjährige ein schweres Jahr durchzustehen: die anderen Kinder hatten ihn sofort ins Abseits gedrängt, weil er mit Pariser Akzent sprach, schmächtig war und eine Brille mit dicken Gläsern trug. Er erinnerte sich, eines Tages auf dem Schulhof geweint zu haben; für ihn war das der Ort, an dem alle Gefahren lauerten. Die anderen Kinder hatten sich lautstark über ihn lustig gemacht, und das ganze Jahr über mußte er deshalb immer wieder verbale Attacken einstekken. Aus diesem Erlebnis hatte er die Überzeugung gewonnen, daß die anderen ihm übelwollten und er selbst besser daran tat, ausreichend hart zu werden und seine Schwächen nicht nach außen zu kehren.

In mehreren Gesprächen mit dem Therapeuten wurde dieser Vertrag neu ausgehandelt. Am Ende gelangte Philippe zu einer deutlich abgemilderten Formulierung des kognitiven Schemas, das sich nun so darstellte:

Basispostulat: »Es ist besser, wenn man vor einem feindlich gesonnenen oder unbekannten Gegenüber seine Emotionen verbirgt.«

Erste Korrektur: »Aber es ist unnütz, sich in allen Situationen systematisch so zu verhalten.«

Zweite Korrektur: »Die meisten Leute können Verständnis zeigen, wenn sie merken, daß jemand leidet oder verlegen ist.«

Dritte Korrektur: »In solchen Momenten soll man also lieber das Gespräch führen, als sich zu verschließen.«

Die Arbeit an der Modifikation eines kognitiven Schemas beinhaltet oft auch, daß sich der Patient in Ungehorsam gegen besagtes Schema üben soll. Bei Philippe sah das so aus, daß er mit einer Patientin an einem ruhigen Arbeitstag gegen Ende der Konsultation von seinen Sorgen und Zweifeln als Urlaubsvertretung gesprochen hatte. Die Patientin hatte ihm entgegnet: »Sie werden bestimmt ein sehr guter Arzt sein, denn Sie sind sehr sensibel. Das ist eine Eigenschaft, die Sie unbedingt brauchen, wenn Sie Ihre Arbeit gut machen wollen.« Dieses Erlebnis war übrigens der Ausgangspunkt für die dritte Abänderung, die Philippe an seinem kognitiven Schema vornahm.

*

Hinter dem Anschein von Einfachheit, welche die eben kurz vorgestellten Techniken erwecken, verbirgt sich in Wahrheit eine wirkliche Kunst der therapeutischen Allianz, ohne die überhaupt keine kognitive Therapie möglich wäre.[140] Natürlich konnten wir hier nur über die Angelpunkte der Therapie sprechen. Ihr scheinbar unkomplizierter Verlauf ist in Wirklichkeit von zahlreichen Hindernissen begleitet. Es kommt oft vor, daß die Therapie auf der Stelle tritt, ehe sie dann wieder um so besser voranschreitet ... Wir haben diese Schwierigkeiten nicht ausgeführt, denn sie sind zunächst einmal ein Problem des Therapeuten und nicht so sehr des Patienten.[141]

Kapitel V

Jenseits der Couch

»Das wahre Mysterium dieser Welt ist das Sichtbare, nicht das Unsichtbare.«

Oscar Wilde

Bei den meisten kognitiven Verhaltenstherapien von sozialer Angst werden die drei Bestandteile Exposition, Training der sozialen Kompetenz und kognitive Umstrukturierung gemeinsam eingesetzt, selbst wenn je nach den spezifischen Symptomen die eine oder andere dieser Techniken in den Vordergrund rücken kann.

Wissenschaftler untersuchen regelmäßig, ob die Therapie an Wirksamkeit gewinnt, wenn man eine bestimmte Reihenfolge beachtet, etwa die Exposition vor oder hinter die kognitive Umstrukturierung stellt,[142] oder wenn man eine besondere Form der Verschmelzung verschiedener Techniken einsetzt, indem man zum Beispiel »kognitive Sondierungen« vornimmt, welche in Rollenspielen zur Selbstbehauptung die negativen Gedanken der Patienten direkt erforschen.[143] Andere Wissenschaftler fragen sich schließlich, ob es unabhängig von der anfangs gewählten Vorgehensweise zu einem bestimmten Zeitpunkt nicht ein unverzichtbarer Bestandteil jeder Therapie ist, die Patienten den gefürchteten Situationen auszusetzen.[144] Aber das sind im Moment nur Überlegungen von und für Spezialisten: so wichtig sie auch sein mögen, wollen wir sie hier wegen ihrer Vielschichtigkeit doch nicht ausführlich darstellen.

Eigentlich ist die Grundhaltung solcher Therapien nämlich, daß sie für jeden nachvollziehbar sein sollen; es sollen »bodenständige« Therapien sein, die den täglichen Leiden und Schwierigkeiten eines jeden so nah wie möglich stehen; ihr Ziel ist es, einem möglichst breiten Spektrum von Personen zu helfen, die an solchen Störungen leiden. So geschieht es manchmal, daß wir Menschen behandeln müssen, um deren Schwierigkeiten sich bis vor kurzem kein Arzt je gekümmert hätte. Zahlreiche Erhebungen haben gezeigt, daß soziale Angst sowohl von Ärzten und Psychologen als auch von der Umgebung der Betroffenen systematisch vergessen, vernachlässigt oder unterschätzt wurde.[145] Da wir heute über wirkungsvolle Heilungsmöglichkeiten verfügen, können wir die Folgen einer unerkannten und unbehandelten sozialen Angst um so weniger hinnehmen.

Hier sind zwei Fälle von Patienten mit einer sogenannten »gutartigen« Form sozialer Angst, die jedoch in ihren Augen alles andere als gutartig war …

Jean-Michels Lampenfieber

Jean-Michel hat ein Ingenieurstudium an einer Elitehochschule absolviert. Jetzt, mit siebenundzwanzig, ist er in jeder Beziehung ein »feiner Kerl«, zurückhaltend, aber nicht übermäßig schüchtern. Im Kontakt mit anderen ist er heiter und eher unangestrengt, hört seinen Gesprächspartnern aufmerksam zu und zögert auch nicht, ihnen viele Fragen zu stellen, denn er ist von Natur aus neugierig. Er hat einen ausgedehnten Freundes- und Bekanntenkreis und beteiligt sich an sozialen Aktivitäten. Mit der Selbstbehauptung hat er keine besonderen Schwierigkeiten. »Mein einziges Problem, das ist der Bammel«, gibt Jean-Michel zu. Ein richtig lähmendes Lampenfieber, was bei ihm erstaunt, wo er doch sonst keine Schwierigkeiten zeigt.

Obwohl Jean-Michel uns zunächst das Gegenteil verkündete, hat seine Störung schon ein »gewisses Alter«. Bereits die Grundschulzeugnisse wiesen darauf hin, daß man angesichts seiner guten schriftlichen Leistungen nur bedauern könne, wie wenig er mündlich mitarbeite. Trotzdem war er imstande, auf Fragen zu antworten und an die Tafel zu kommen, wenn es ihm auch nicht leicht fiel. Als er sich auf die Aufnahmeprüfung für die Ingenieurhochschule vorbereitete, waren für ihn alle mündlichen Tests noch qualvoller als am Gymnasium. Er sagte sich aber, es würde schon vorübergehen, und es läge bestimmt bloß an der allgemeinen Anspannung, die sich während der beiden Jahre in der Vorbereitungsklasse angestaut hatte. Der Hausarzt, dem Jean-Michel sein Problem in vagen Worten geschildert hatte, wobei er den Tatbestand aber ziemlich verharmloste, hatte ihm ein Beruhigungsmittel verschrieben. Das nahm er seitdem regelmäßig ein, sobald eine Situation nahte, in der auch nur das kleinste Risiko bestand, daß er vor einer Gruppe das Wort ergreifen mußte. Weil seine Arbeit mit zahlreichen Dienstbesprechungen verbunden war und mit vielen Vorträgen vor Forschungsgruppen oder Entwicklungsbüros, war ihm die Einnahme von Tranquilizern zur Gewohnheit geworden; seit fünf oder sechs Jahren schluckte er sie mehrmals pro Woche. Im übrigen war er nicht zufrieden mit ihnen: »Tranquilizer dämpfen den Schock, aber die Angst nehmen sie nicht weg. Wenn ich wie in der letzten Zeit die Dosis erhöhe, bin ich ein kleines bißchen weniger flatterig, aber nicht mehr besonders handlungsfähig und überhaupt nicht mehr aufgeweckt. Trotzdem kann ich schlecht aufhören, diese Mittel zu nehmen.«

Als Jean-Michel die Ingenieurhochschule abgeschlossen und seinen ersten Arbeitsvertrag unterschrieben hatte, geriet er in ein Milieu, in dem ein hoher Konkurrenzdruck herrschte: wenn es eine Sitzung gab oder jemand vor den anderen sprechen mußte, war das immer Anlaß für scharfe Kritiken und destabilisierende Fragen an den Redner. Jean-Michel begann an widerspenstigen Schlafstörungen zu leiden, und seine Nächte wurden von einer heftigen Erwartungsangst überwuchert. Nach sechs Monaten reichte er schließlich seine Kündigung ein, obgleich seine Karriere in diesem Unternehmen vielversprechend angelaufen war. Sein Bammel hatte sich dann beträchtlich verschlimmert, so sehr, daß er in den folgenden Monaten sogar einmal eine leichte Angstkrise hatte, als man nämlich in seinem Fallschirmklub seine frisch erworbene Ausbilderlizenz feierte und die Freunde ihn baten, eine kleine Ansprache zu halten …

Als er mit der Therapie begann, schob er in einem kleinen Unternehmen eine ruhige Kugel; er wußte, daß er dort nicht lange bleiben durfte, wenn er Karriere machen wollte, aber er mochte das familiäre Ambiente sowie die entspannten und herzlichen zwischenmenschlichen Beziehungen, und es gefiel ihm, daß alles auf informellen Zusammenkünften oder zwischen Tür und Angel geregelt wurde.

Von dem einen Problem abgesehen, äußerten sich weder im Gespräch noch in den psychologischen Tests andere pathologische Symptome. Wie man aus seinen eindrucksvollen Beschreibungen schließen konnte, war sein Lampenfieber jedoch nicht weit entfernt von einer ausgeprägten sozialen Phobie. Diese Schwierigkeiten mußten deshalb im Mittelpunkt der Behandlung stehen.

Es war ein wenig paradox, aber seit einiger Zeit vermied Jean-Michel es auch, in seiner Familie, unter Freunden oder im Verein das Wort zu ergreifen. Er floh alle Situationen, in denen er vor mehr als sechs Anwesenden seine Meinung sagen sollte. Weil er es nicht der Mühe wert fand, sich unter Leuten zu erproben, die ihn gut leiden mochten, konnte er sich nicht auf Situationen vorbereiten, die ein bißchen mehr Streß auslösten. Es ging ihm ein wenig wie einem Sportler, der das Training schwänzt, weil er es so ermüdend findet, und der deshalb bei wichtigen Wettkämpfen nicht mithalten kann ... Es war also nötig, diese Vermeidungshaltungen aufzugeben, denn durch sie verschlimmerte und erweiterte sich die Störung allmählich. Man mußte Jean-Michel dazu bringen, sich den gefürchteten Situationen auszusetzen. Dazu wurden etliche »Übungen« ausgearbeitet: er sollte seinen kleinen Neffen zum Beispiel Geschichten erzählen, beim Abendessen in der Familie das Wort ergreifen oder vor seinen Freunden und Verwandten Witze und Anekdoten zum besten geben, aber er sollte auch die Dienstversammlungen mit seinem kleinen Team anders abhalten, indem er sich so oft wie möglich selbst vorschlug, wenn jemand z.B. vor Kunden des Unternehmens einen Vortrag über die allerneusten Produkte halten mußte. Die ersten Etappen absolvierte Jean-Michel unter den zunächst amüsierten und dann komplizenhaften Blicken seiner Nächsten, denen er anvertraut hatte, daß er in therapeutischer Behandlung war. Er schrieb sich sogar recht bald in einen Theaterzirkel ein, wo er es schaffte, beinahe so mitzumachen wie die anderen auch, was seine Fortschritte sicher beschleunigte. Die Tatsache, daß er dort niemanden kannte, beruhigte ihn sehr.

Gleichzeitig wurde mit Hilfe zahlreicher Rollenspiele, die Jean-Michel zum Teil mit seiner eigenen Videoausrüstung aufnahm, speziell an der Kompetenz zur Kommunikation gearbeitet.

Am schwierigsten war es jedoch, Jean-Michels Denkweise zu modifizieren. Er war nämlich zu dem Schluß gelangt, daß man im Leben auch sehr gut zurechtkommt, wenn man nicht öffentlich reden kann. Diese Idee war in ihm fest verwurzelt, da auch seine Familie Zurückhaltung stets groß geschrieben hatte. Außerdem strebte er ständig nach Perfektion, ein Denkschema, in dem man den guten Schüler wiedererkannte, der er immer gewesen war.

Die therapeutische Arbeit (oder das »Training«, wie Jean-Michel es nannte) dauerte ungefähr anderthalb Jahre. Vom vierten Monat an war es für Jean-Michel keine zwanghafte und beängstigende Vorstellung mehr, vor Publikum sprechen zu müssen, sondern ein Ziel, das man mit entsprechender Übung erreichen konnte. Gegen Ende des ersten Jahres wurde die Therapie vor bestimmten schwierigen Anlässen durch Beta-Blocker ergänzt. Er nahm diese Medikamente ungefähr ein Jahr lang, dann über sechs Monate immer seltener. Seit drei Jahren braucht Jean-Michel sie nicht mehr; er kann ohne große Schwierigkeiten in der Öffentlichkeit das Wort ergreifen. Wenn er bei solchen Anlässen manchmal wieder Angst aufsteigen fühlt, gelingt es ihm stets, nicht mehr in Panik zu verfallen, sondern schnell wieder die Oberhand zu gewinnen.

Patricias rote Wangen

Patricia (30) ist Journalistin für Frauenzeitschriften. Bei einem bekannten Magazin ihrer Branche hatte sie gerade eine neue Stelle angetreten. »Ich dachte, es würde sich bessern, wenn ich noch einmal bei Null anfange, mit neuen Leuten und einer neuen Arbeit. Aber nein, es ist haargenau wie vorher, vielleicht sogar noch schlimmer: alle naselang werde ich rot.« Patricia leidet an Erythrophobie.

Als kleines Mädchen war sie lebhaft und eigensinnig gewesen und hatte lange Zeit diverse Ängste gezeigt, vor allem Angst vor dem Dunkeln und vor Spritzen. Es handelte sich jedoch nicht um wirkliche Phobien. In ihrer Jugend litt sie ziemlich stark unter Akne, und sie verbrachte lange Stunden vor dem Badezimmerspiegel, um »die Schäden zu begutachten« und zu versuchen, die Pickel hinter ihren langen blonden Haarsträhnen zu verstecken. Es war erstaunlich, wie genau sie sich noch an ihr erstes Erröten erinnern konnte, zumindest an das erste Mal, wo es ihr schmerzhaft und peinlich bewußt geworden war. An einem Samstagabend träumte sie in ihrem Zimmer vor sich hin, während ihre Eltern mit Freunden, die zum Abendessen gekommen waren, gerade einen Aperitif tranken. Die Gäste sagten, sie wollten Patricia gern kennenlernen, und so holten ihre Eltern sie hinzu und stellten sie vor. Der Vater war aber so ungeschickt, einen Scherz über die Akne seiner Tochter und das ewige Vor-dem-Spiegel-Stehen zu machen. Darauf lief sie mit einem Mal puterrot an und verließ Hals über Kopf das Zimmer. Sie hatte dieses verwirrende Erlebnis danach mehrere Jahre im Rahmen einer Therapie hin- und hergewendet; der Freund ihrer Eltern war ein verführerischer Mann, was die Demütigung um so größer machte. Aber der eingeschlagene Pfad, daß es eine Beziehung zwischen ihrem Erröten und verdrängten sexuellen Wünschen geben müsse, hatte nirgendwohin geführt ... Vielleicht hatte sie nicht die nötige Energie in die Therapie investiert, oder sie war nicht an den richtigen Therapeuten geraten ... Jedenfalls war die Störung fünfzehn Jahre später noch immer nicht verschwunden.

Patricias Erröten trat natürlich in den unpassendsten Momenten auf; es folgte keiner absoluten Logik, sondern nur den Gesetzen der Wahrscheinlichkeit. Sie wußte, daß sie unter bestimmten Umständen zehnmal stärker Gefahr lief, purpurrote Wangen zu bekommen, daß manchmal aber auch gar nichts passierte. Dann wiederum spürte sie bisweilen, wie sie ohne besonderen Anlaß rot wurde; es geschah nur einfach seltener. Ihr Mann verstand sie übrigens gut. Während er am Anfang ihrer Beziehung gedacht hatte, es würde Patricia freuen, wenn man ihr sagte: »Siehst du, diesmal bist du gar nicht rot geworden«, zeigten ihm ihre eisigen Blicke bald, daß sie dieses Thema nicht anschneiden wollte.

Andere mit dem Erröten verbundene psychische Störungen zeigte Patricia nicht, außer vielleicht die Neigung, in ihren zwischenmenschlichen Kontakten ein wenig aggressiv aufzutreten, sobald sie sich kritisiert fühlte oder zur Zielscheibe einer spöttischen oder ironischen Bemerkung wurde. Übrigens ging ihr ganzes Verhalten in diese Richtung: von ihren Symptomen sprach sie auf schroffe Weise, ganz als wollte sie damit ausdrücken: »Bringen wir das schnell hinter uns!« Es dauerte eine Weile, bis sie lockerer wurde.

Patricia führte ein so normales Leben, wie man es sich nur vorstellen kann: verheiratet, ein Kind, Freunde, Ausflüge ... »Alles ganz normal, außer daß ich rot werde«, faßte sie zusammen. Wenn die Patienten so reden, sind die Therapeuten oft ein bißchen mißtrauisch, wissen sie doch, daß oft nur die Spitze des Eisbergs sichtbar ist. Aber in Patricias Fall stand das Erröten offensichtlich recht isoliert da, und so schien ihre Bitte um Abhilfe legitim.

Das Ziel der Therapie war außerordentlich einfach zu fassen: man mußte Patricia nämlich dazu bringen, daß sie es akzeptierte, in Gegenwart anderer zu erröten, und daß sie es auch duldete, wenn man darüber sprach. Dies zu erreichen, erwies sich als extrem schwierig und führte in einigen Sitzungen zu einer angespannten Atmosphäre, denn die Patientin hatte das Gefühl, daß ihr Therapeut Böses im Schilde führte ... Patricia schreckte sehr davor zurück, ihr Erröten vor anderen hinzunehmen. Nach langer therapeutischer Arbeit gewöhnte sie sich zunächst daran, vor ihren Angehörigen rot zu werden. Sie sprach nun sogar mit Humor darüber. Nach und nach besserte es sich auch in Gegenwart von Arbeitskollegen, Händlern etc. Das Erröten trat immer seltener auf und war nicht mehr so intensiv. Schließlich blieb noch, das Erröten vor »unbequemeren« Gesprächspartnern – vor Vorgesetzten, gewissen »verwirrenden« Männern (also solchen, die ihr gefielen), vor Konkurrenten, Rivalinnen usw. – in Angriff zu nehmen. Aber die Fortschritte waren schon ausreichend gewesen. Patricia hatte begriffen, wie man vorgehen mußte, und konnte die Arbeit allein fortsetzen. Vor allem hinderte sie ihr Erröten jetzt nicht mehr daran, weiterzureden und zu agieren, als ob nichts passiert wäre.

Diese fortschreitende Symptomreduktion wurde nur möglich, weil wir sie eng mit einem Kommunikationstraining verknüpft hatten. Patricia mußte sich daran gewöhnen, ihre Emotionen auszudrücken, egal ob sie positiv oder negativ waren, und sie mußte lernen, auf Kritiken selbstbewußt zu reagieren. Das war bei der Herausbildung ihrer Schwierigkeiten sicher ein ausschlaggebendes Moment gewesen. Sie hatte zum Beispiel einen Horror vor Komplimenten, denn die ließen sie gleich rot anlaufen. In der Therapie empfahlen wir ihr, in solchen Augenblicken zu sagen: »Oh, Sie machen mich ganz verlegen!« Falls ihr Gesprächspartner das Erröten dann bemerken sollte, würde er gleich denken, das Kompliment habe ihr Vergnügen bereitet. Ebenso lernte Patricia, in angespannten Augenblicken das mythische Leitbild einer absoluten Selbstkontrolle beiseite zu legen und zum Beispiel zu entgegnen: »Was Sie gerade gesagt haben, macht mich wirklich wütend!« Sie hatte es stets vermieden, von ihren Gefühlen zu sprechen, was wahrscheinlich familiäre Gründe hatte: ihr Vater war in dieser Beziehung sehr schamhaft und heimlich und zog sogar alles, was mit Gefühlen und Emotionalität zu tun hatte, systematisch ins Lächerliche. Hingegen neigte die Mutter nach Patricias Worten dazu, »ein bißchen dick aufzutragen«. Sie drückte ihre Emotionen in der Absicht aus, den anderen Schuldgefühle einzuflößen oder sie zu manipulieren (»Dein Verhalten hat mich wirklich enttäuscht; ich hätte nie gedacht, daß du zu so etwas fähig wärst!«, »Was du da gesagt hast, macht mir großen Kummer; es ist gar nicht lieb, mit seiner Mutti so zu reden!«). Zahlreiche Rollenspiele in den Sitzungen halfen Patricia, die Fertigkeit zu entwickeln, Kritik selbstbewußt zu beantworten; vorher hatte sie dazu geneigt, entweder gar nichts zu entgegnen oder aber ihren Gesprächspartner mit beißenden Worten zu attackieren, oft auf maßlose Weise, wenn man die Reichweite der Kritik dagegenhielt. In beiden Fällen verstärkte sich das Erröten; sie verstand es als Zeichen von Schwäche, das der andere ausnutzen könnte, um eine Gegenattacke zu starten oder um noch eins draufzusetzen. Allmählich schaffte sie es, gelassen zu antworten, indem sie die Kritik umformulierte, ihr Nichteinverständnis in ruhigem Ton ausdrückte und um Präzisierungen oder Lösungsvorschläge bat. Das erlaubte ihr auch eine konstruktivere Sicht auf den Austausch kritischer Bemerkungen. Sie nahm solche Situationen nicht mehr einfach nur als einen Waffengang wahr, in dem es notwendigerweise einen Sieger und einen Besiegten geben müsse.

Wie alle von Erythrophobie betroffenen Menschen hatte Patricia natürlich eine sehr negative Sicht auf ihr Erröten. Sie dachte stets, daß alle Welt ihr Rotwerden bemerken müsse, und sobald es losging, war sie nicht mehr zu vernünftigen Interaktionen imstande. Außerdem fand sie, dieses Erröten würde den Wert ihrer Persönlichkeit beträchtlich schmälern.

Am Ausgang der Behandlung war Patricia dagegen so weit gekommen, daß sie ihre Stellung zum eigenen Erröten folgendermaßen formulieren konnte: »Es stört mich immer noch, daß ich rot werde, es mißfällt mir weiterhin; aber ich betrachte es nicht mehr als demütigend, ich fürchte nicht mehr, deshalb in eine Position der Unterlegenheit zu geraten, und ich schaffe es, nicht mehr darauf zu achten, sondern mich auf das zu konzentrieren, was ich gerade sage oder tue ...« Das (zugegebenermaßen bescheidene) Behandlungsziel war bei weitem übertroffen worden: Patricia fühlte sich »wohler in ihrer Haut«, und es gelang ihr, mit ihrer Umgebung Beziehungen aufzubauen, die nicht mehr so spannungsgeladen und aggressiv waren. Sie schlief besser und wurde auch die Kolitis los, die sie jahrelang mit sich herumgeschleppt hatte. All diese Dinge hatte sie zu Beginn unserer Sitzungen mit keinem Sterbenswörtchen erwähnt. Als der Therapeut sie darauf aufmerksam machte, entgegnete sie mit einem Lächeln: »Ich wollte nicht, daß Sie mich für eine Heulsuse halten ...«

Muß man die »kleinen« Probleme behandeln, und wenn ja, wie?

Patricias Fall und der von Jean-Michel machen das Problem, welches die leichteren Formen sozialer Angst aufwerfen, gut deutlich. Wo endet das Normale, und wo beginnt das Krankhafte? Handelt es sich um »richtige« Krankheiten, und bedürfen sie deshalb einer »richtigen« (und kostspieligen) Behandlung?

Wenn sich eine »richtige« Krankheit dadurch auszeichnet, daß sie das Leben des Betroffenen gefährdet oder ihm eine solche Behinderung zufügt, daß er kein normales Leben mehr führen kann, dann sind diese Störungen gewiß keine »richtigen« Krankheiten: soziale Angst schließt oft eine ganz »normale« Lebensführung nicht aus ... Fügt man diesen Kriterien für die Schwere einer Erkrankung hingegen noch einen einfachen Begriff hinzu (den die Psychiater heute immer stärker berücksichtigen[146]), nämlich den der Beeinträchtigung der Lebensqualität, so kann es keinen Zweifel geben, daß auch die leichten Formen sozialer Angst »richtige« Krankheitsbilder sind, da sie Leiden, Unbehagen und Hemmnisse schaffen können. Zahlreiche Studien haben die schädlichen Folgen dieser »leichten« Formen sozialer Angst aufgezeigt,[147] und so ist es wichtig, daß den Menschen, welche an ihnen leiden und bei einem Spezialisten Rat suchen, eine wirksame psychologische Hilfe angeboten wird.

Manche Fachleute machen einer relativ einfachen und kurzen Herangehensweise wie der, welche die kognitive Verhaltenstherapie vorschlägt, bisweilen die Bezeichnung »Psychotherapie« streitig. Muß eine Therapie lang und komplex sein, damit sie Wirkung zeigt? Letzteres hat man jedenfalls vielen Leuten über lange Zeit erfolgreich suggeriert: »Entweder zehn Jahre auf der Couch – oder Pustekuchen ...« Es stimmt schon, daß jemand, der in unserem Land als intelligent gelten will, allzu oft mit Fachbegriffen zu hantieren hat und erklären muß, alles sei viel komplizierter, als es den Anschein habe. Alles Einfache sei falsch und, in Sachen Psychotherapie, somit wirkungslos. Manche Psychiater vergessen ärgerlicherweise oft, daß eine Psychotherapie zunächst einmal die Aufgabe hat, den Erkrankten Beistand zu leisten. Daraus ergibt sich, daß ihre Resultate mehr zählen als ihre Konformität mit den jeweiligen Moden einer Epoche. Und genau das ist das Kriterium, nach dem man urteilen sollte. Was aber die Angststörungen angeht, so haben bisher allein die kognitiven Verhaltenstherapien den Beweis ihrer Wirksamkeit erbracht.[148]

Wirksame Therapie oder orthodoxe Therapie?

Wie läßt sich die Wirksamkeit einer Psychotherapie wissenschaftlich bewerten? Nicht, daß alle Psychotherapien unbedingt für sich in Anspruch nehmen würden, einer wissenschaftlichen Vorgehensweise zu folgen. Aber wenn eine psychotherapeutische Methode diesen Anspruch erhebt, muß sie sich einer sogenannten »kontrollierten Studie« stellen. Alle Berichte über Heilungen im einen oder anderen Fall verraten uns nämlich mehr über die Erfolgsstory und das persönliche Charisma des einzelnen Therapeuten, als daß sie streng und überzeugend die Wirksamkeit einer Behandlungstechnik demonstrierten.

Für eine solche Studie braucht man eine genügend große Zahl von Patienten. Man teilt sie nach dem Zufallsprinzip in zwei Gruppen ein (Randomisierung), die hinterher miteinander verglichen werden können. Eine Gruppe wird zum Beispiel über einige Monate hinweg psychotherapeutisch behandelt, während die andere im selben Zeitraum auf einer Warteliste verbleibt. Man kann auch bei den Patienten der einen Gruppe eine bestimmte Therapieform anwenden und in der zweiten Gruppe eine andere; man kann mit Gruppe 2 über dieselbe Zeitdauer Gespräche ohne Psychotherapie führen oder auch ihr ein Medikament verschreiben. Am Ende des festgesetzten Zeitraums vergleicht man die Resultate der beiden Gruppen, wobei man natürlich den Ausgangszustand der Patienten in jeder Gruppe berücksichtigen muß. Die Unterschiede müssen dann so beträchtlich sein, daß man sie als »statistisch signifikant« ansehen kann, daß sie also nicht einfach dem Zufall geschuldet sind. Diese Form von Studie ist extrem komplex, langwierig und minutiös; sie verlangt viel wissenschaftliche Strenge bei der Bewertung der Fortschritte der Patienten: von Anfang an muß man klarstellen, welches die Kriterien der behandelten Krankheit sind und anhand welcher Gesichtspunkte man von einer Besserung sprechen darf. Um jeder absichtlichen oder unabsichtlichen Verbiegung der Tatsachen vorzubeugen, dürfen die Personen, welche die Behandlung durchführen, nicht auch deren Resultate einschätzen.

Trotz dieser Anforderungen und Schwierigkeiten konnten schon ziemlich viele solche Untersuchungen realisiert werden. Die kognitiven Verhaltenstherapien haben ihre Wirksamkeit bereits bei zahlreichen Erkrankungen bewiesen, so auch bei sozialer Angst und sozialer Phobie.[149] Diese Effizienz ist übrigens auch von der Weltgesundheitsorganisation in einem offiziellen Bericht bestätigt worden.[150] Am Rande sei bemerkt, daß Wirksamkeit nicht mit Allmacht verwechselt werden darf: in einer Reihe von Fällen schlagen kognitive Verhaltenstherapien fehl. Viele Forschungsgruppen untersuchen derzeit, weshalb ein bestimmter Typ von Patient oder bestimmte Krankheitsbilder auf die Behandlung nicht ansprechen.

Pragmatische Therapien

Das Vorgehen der kognitiven Verhaltenstherapien ist einfach, logisch und pragmatisch. Sie preisen die Regeln des gesunden Menschenverstandes, so zum Beispiel, daß man sich dem, was man fürchtet, nach und nach stellt, daß man sich im Kommunizieren übt und daß man seine Sichtweise auf das Leben ändert. Sie unterstreichen auch, daß es wichtig ist, diese Regeln auf systematische und wohlstrukturierte Weise anzuwenden. Wahrscheinlich können diese Therapien noch an Wirksamkeit gewinnen, wenn sie sich gründlicher mit den Strategien befassen, die von Menschen, welche früher einmal an sozialer Angst litten, zu ihrer »Selbsttherapie« spontan angewendet wurden. Zahlreiche Personen, die ein Psychiater nie zu Gesicht bekommt, haben nämlich auf diese Weise ihre soziale Angst selber oder mit Hilfe von Angehörigen behoben, manchmal sogar auch aufgrund von bestimmten Ereignissen oder Begegnungen. Die Möglichkeiten der Individuen sind wahrscheinlich viel größer, als es der Psychotherapeut in seinem Sprechzimmer auch nur zu glauben wagt.

Im Bestreben, die Fähigkeiten der Patienten besser zu nutzen, haben manche Wissenschaftler nachzuweisen versucht, wie der Einsatz von Selbsthilfehandbüchern – vorausgesetzt, sie sind gut konzipiert – bestimmten Personen erlauben könnte, sich von ihrer Störung zu befreien, indem sie nur eine relativ begrenzte Zahl therapeutischer Konsultationen in Anspruch nehmen.[151] Die Gralshüter einer »anständigen« Psychotherapie werden sicher ein Skandalgeschrei entfesseln und das verräterische Abweichen von den Heiligen Schriften und den Empfehlungen der Großen Ahnen anprangern ... Dennoch sollten neue Vorgehensweisen nicht aufgrund von theoretischen Erwägungen verdammt oder anerkannt werden, sondern aufgrund einer methodischen und systematischen Evaluation der mit ihnen erzielten Ergebnisse. Alles in allem ist es schließlich normal zu akzeptieren, daß sich eine Psychotherapie nicht unbedingt auf der Couch abspielen muß und nicht zwangsläufig mehrere Jahre zu dauern hat. Viele Studien haben übrigens schon gezeigt, daß wirkungsvolle psychologische Expositionen im Laufe weniger Konsultationen erfolgen und sogar von Mitarbeitern des Gesundheitswesens geleitet werden können, die nicht so hoch qualifiziert sind wie Psychologen oder Psychiater.[152] Aber bei gewissen Fachleuten gibt es ein mehr oder weniger offenes Widerstreben gegenüber der »Popularisierung« der Psychotherapie über den kleinen Kreis einer Elite hinaus.

Die Psychotherapie im Dienste der individuellen Leistungsfähigkeit?

Bammel, Schüchternheit, Hemmungen, Vermeiden, Erröten: diese »gutartigen« Störungen, die einem das Leben vergällen, belasten nicht nur die privaten Beziehungen. Sie stören auch im Berufsleben und können sogar eine brillante Karriere gefährden. Unter den berühmten Menschen, die ihre Epoche geprägt haben, egal ob es sich um Künstler, Wissenschaftler oder Politiker handelt, gibt es nur wenige, die eine isolierte Existenz geführt haben.[153] Alle haben ihr Leben um reiche und vielfältige soziale Interaktionen aufgebaut, selbst wenn diese nicht immer einfach waren. Der Mythos vom einsamen und unverstandenen Genie geht auf Ausnahmen und soziale Klischeevorstellungen zurück und hält der Wirklichkeit nirgends stand. Was auf Berühmtheiten zutrifft, ist ganz ohne Zweifel auch für gewöhnliche Leute wie unsereins wahr: Wie können wir ohne geglückte Bindungen zu den anderen erhoffen, uns selbst zu verwirklichen? Viele unserer Patienten haben uns berichtet, wie sie durch soziale Angst zum Beispiel dazu gebracht wurden, bestimmte Beförderungen auszuschlagen. Sie hätten die Anforderungen ihres neuen Postens nicht auf sich nehmen können: ein Team zu führen, Versammlungen zu leiten, auf Konferenzen zu sprechen … In solchen Fällen geht es nicht nur darum, das Wohlbefinden zu erhöhen, sondern auch und vor allem um eine Verbesserung der Kommunikations- und Führungsfähigkeiten. Die psychotherapeutische Arbeit mit Jean-Michel hatte sich ja nach solchen Gesichtspunkten gerichtet.

Aber wir hatten es auch schon mit hochrangigen Führungskräften zu tun, und zwar im Rahmen sogenannter »individueller Beratungen«. Es handelte sich dabei um eine Reihe von zehn bis zwanzig Sitzungen, die jeweils zwei oder drei Stunden dauerten und in denen alle verhaltensspezifischen und psychologischen Aspekte behandelt wurden, die mit den relationellen Strategien und Haltungen dieser Führungskräfte zu tun hatten. Solch ein Herangehen verläßt den Bereich medizinischer Versorgung und ist eher ein Bestandteil von Methoden zur Persönlichkeitsentwicklung. Man könnte meinen, daß diese Spitzenkräfte, die ja auf dem Gipfel der Macht angelangt sind, ihre soziale Angst perfekt meistern, müssen sie doch imstande sein, allen öffentlichen und relationellen Anforderungen nachzukommen, die ihr Posten mit sich bringt. Dennoch ist das nicht immer der

Fall. Viele von ihnen wirken in solchen Augenblicken äußerlich ungezwungen, fühlen sich aber die ganze Zeit angespannt und wie auf dem Sprung. Der auf ihnen lastende Druck, der Zwang, gute Ergebnisse zu bringen, und ihre Jagd nach dem Erfolg führen dazu, daß sie uns um Hilfe bitten ... selbst wenn ihnen das nie leichtfällt.

Solch ein psychologisches Eingreifen wirft zahlreiche Probleme auf, und zwar sowohl technische als auch ethische. Zunächst einmal technische, denn die Stunden der individuellen Beratung erfordern ein spezifisches Handwerkszeug, zum Beispiel ein Videogerät, mit dem man unauffällige Beziehungsdetails, welche »mit bloßem Auge« unbemerkt geblieben wären, sehr detailliert und tiefgehend orten kann. Dann auch ethische, denn die Grenze zu einer Psychotherapie ist nicht leicht zu definieren. Während derartiger individueller Beratungen gehen wir nur klar festgelegte Zielstellungen an, und wir wollen absichtlich nicht tiefer in der Vergangenheit oder im Privatleben eines Menschen schürfen, der in diesem Fall eher unser Kunde als unser Patient ist. Andere Schulen, so die vom berühmten Hypnotherapeuten Milton Erickson[154] entwickelte Methode oder die Systemtherapie[155], haben dieselben Positionen formuliert: Es scheint durchaus möglich zu sein, ein Problem nur unter einem genau definierten und umgrenzten Blickwinkel in Angriff zu nehmen und danach auch Verbesserungen im allgemeinen psychischen Funktionieren zu konstatieren. Bei sozialer Angst bedeutet das: Hilft man jemandem, besser zu kommunizieren und sich besser mit den anderen auszutauschen, verändert man damit auch tiefgehend das Selbstverständnis dieser Person, die Art und Weise, in der sie die menschlichen Beziehungen wahrnimmt, die Sicht, die sie auf ihre Zukunft hat, usw. Das Wichtigste ist also eher, eine Ansatzstelle zu finden, von welcher aus man eine Veränderung einleiten kann, als nach dem Ursprung des Problems zu forschen. Ein solches Vorgehen ist vielleicht nicht »psychologisch korrekt«, aber eines Tages wird man sich wohl oder übel entscheiden müssen: Will man die Patienten heilen, oder will man der Überlieferung gehorchen?

Fazit

Weltkongreß der Psychiatrie, Rio de Janeiro, Juni 1993. Von der Tribüne des Konferenzsaals wendet sich eine Frau an die Fachleute. Es ist Jerilyn Ross, die Vorsitzende der Anxiety Disorders Association of America (ADAA), der größten Vereinigung von Patienten mit Angststörungen:

»Stellen Sie sich vor, Sie kommen in diesen Saal und merken plötzlich, daß Sie völlig nackt sind … Führen Sie sich genau vor Augen, was Sie dann empfinden würden … Beklommenheit wahrscheinlich und Scham. Was würden Sie tun? Würden Sie versuchen zu fliehen und sich den Blicken der anderen zu entziehen? Und wenn Sie den Leuten, die Sie in diesem Zustand gesehen haben, kurze Zeit später wiederbegegnen müßten, in welcher Stimmung wären Sie dann wohl?

All das machen, natürlich mit unterschiedlich hoher Intensität, die ängstlichen und die von einer sozialen Phobie betroffenen Menschen durch, aber in höchst banalen Situationen, etwa wenn sie im Freundeskreis das Wort ergreifen sollen oder ein Brot kaufen gehen …«

Die Repräsentantin dieser einflußreichen Organisation in Sachen »medizinischer Verbraucherschutz« erzählte uns, daß bei ihr jedes Jahr Zehntausende von Briefen eingingen, deren Absender sehr oft all die mit ihrer Angst und ihrer Phobie verbundenen Leiden und Behinderungen beschreiben und ihren Kummer, keine Hilfe zu finden.

Wir haben uns mit diesem Buch vorgenommen, den Schleier ein wenig zu lüften, der die »Angst vor den anderen« umhüllt, und all ihre Masken zu schildern. Wer sich seine Störung bewußtmacht und die ihr innewohnenden Mechanismen begreift, wird ihr nicht mehr hilflos ausgeliefert sein. Indem man die wirkungsvollen therapeutischen Strategien kennenlernt, welche den Spezialisten heute zur Verfügung stehen, tut man schon den ersten Schritt, um seine Störung besser in den Griff zu bekommen. Wer ernsthaft darangeht, seine Angst und seine Beziehungsschwierigkeiten einer Lösung zuzuführen, macht sich schließlich den Weg zu einer Existenz frei, die ihm mehr Befriedigung bringt.

Der Mensch erschafft sich selbst in seinen Kontakten mit den anderen. Auf diese »Beziehungs-Nahrung« können wir ebensowenig verzichten wie auf Speis und Trank. Klar erwiesen ist, welche Bedeutung die sogenannten »sozialen Stützen« bei der Verhütung fast aller Formen von psychischen Schwierigkeiten und mentalen Störungen haben. Ein Individuum, das ein gut funktionierendes Beziehungsnetz um sich aufgebaut hat, ist besser geschützt als jemand, dem solche Beziehungen fehlen. Das gilt nicht nur für die psychischen, sondern wahrscheinlich auch für viele somatische Erkrankungen. So kann es im Streben nach dem menschlichen Wohlergehen einen wirklichen Fortschritt bedeuten, wenn man sich systematisch mit dem Problem der sozialen Angst befaßt. Wenn sich der Arzt bei einer Konsultation nach unserem Schlaf und unserem Appetit erkundigt, warum soll er uns nicht auch fragen, wie gut unsere Kontakte mit den anderen sind und wie leicht sie uns fallen? Gewiß darf man von dieser Beziehungsdimension auch nicht alles erwarten, denn wer mit den anderen gut zurechtkommt, muß nicht automatisch auch mit sich selbst gut zurechtkommen. Wenn schon nicht hinreichend, sind funktionierende soziale Kontakte aber doch unerläßlich für das innere Gleichgewicht jedes menschlichen Wesens.

Die Psychologie hat sich allzu lange auf das isolierte Subjekt konzentriert. Man hat sich für das Unbewußte interessiert, für die Vergangenheit, die Phantasmen, die Verdrängungen, die Triebe ... Vielleicht ist es jetzt an der Zeit, auch die Berührungspunkte des Individuums mit seiner (vor allem sozialen) Umgebung zu berücksichtigen. Diese heilsame Neuorientierung findet ihre volle Berechtigung im Problem der sozialen Angst: bei ihr ist der Mensch ja ganz offensichtlich nicht nur mit sich selber konfrontiert.

In der Schule üben wir uns in Sport, Musik und Zeichnen. Später können wir uns, wenn wir Lust haben, immer noch weiterbilden, indem wir Unterricht in Serbokroatisch nehmen, einen Keramikkurs belegen oder die transzendentale Meditation erlernen. Wie (beinahe) alles, was im Leben wichtig ist, wird die Kunst, sich mit den anderen wohl zu fühlen, jedoch nirgendwo gelehrt. Warum nur wird ein für die menschliche Entfaltung so grundlegender Bereich derart vernachlässigt?

Anhang

Testen Sie selbst, wie stark Ihre Angst vor den anderen ist

Auf den folgenden Seiten finden Sie Situationen, denen ein jeder von uns begegnen könnte. Bitte geben Sie in den entsprechenden Feldern mit einer Note zwischen 0 und 3 an,

- wie intensiv bei Ihnen **im Moment** (und nicht vor einem Jahr oder selbst vor einem Monat) die in der angegebenen Situation verspürte Verlegenheit ist (Spalte 1),
- wie stark Sie dazu neigen, dieser Situation auszuweichen (Spalte 2).

Handelt es sich um eine Situation, mit der Sie noch nie konfrontiert waren, dann stellen Sie sich einfach vor, wie stark Ihre Verlegenheit und Ihr Hang zum Vermeiden wären.

Selbstverständlich gibt es keine »guten« und »schlechten« Antworten. **Seien Sie** sich selbst gegenüber **ehrlich**. Verlieren Sie nicht zuviel Zeit mit den Antworten; Ihr erster Eindruck wird wahrscheinlich der zutreffendste sein …

Der Fragebogen, den Sie gleich ausfüllen werden, erhebt nicht den Anspruch, Ihnen eine unfehlbare Diagnose für Ihre mit Sozialangst verbundenen Probleme zu stellen. Nur Spezialisten (Ärzte und Psychologen) könnten das angemessen tun. Trotzdem können Sie, wenn Sie ehrlich geantwortet und die obenstehenden Anweisungen beachtet haben, einige nützliche Auskünfte über Ihre Angst vor den anderen erhalten.

	Diese Situation erzeugt bei mir 0 = keine Verlegenheit; 1 = leichte Verlegenheit; 2 = beträchtliche Verlegenheit; 3 = wahre Panik	*Ich vermeide diese Situation* 0 = niemals; 1 = selten; 2 = häufig; 3 = systematisch
1) Vor einer Gruppe das Wort ergreifen (eine Rede halten, einen Kurzvortrag etc.)		
2) Einem Menschen, der für Sie zählt, unter vier Augen Ihre innersten Gefühle offenbaren		
3) Sich in eine Diskussion einschalten, um den eigenen Standpunkt zu äußern		
4) Jemandem, der im Kino, im Theater oder Konzert laut redet, sagen, daß er still sein soll		
5) Bei der Arbeit beobachtet werden (an der Schreibmaschine, beim Werkeln, Nähen etc.)		
6) Einen Abend mit Leuten verbringen, von denen man fast niemanden kennt		
7) Eine große Behörde anrufen, um Auskünfte einzuholen (Finanzamt, Krankenkasse etc.)		

	Diese Situation erzeugt bei mir 0 = keine Verlegenheit; 1 = leichte Verlegenheit; 2 = beträchtliche Verlegenheit; 3 = wahre Panik	*Ich vermeide diese Situation* 0 = niemals; 1 = selten; 2 = häufig; 3 = systematisch
8) Nein sagen, wenn Sie jemand gerade um einen Gefallen gebeten hat		
9) Einer bedeutenden oder in der Hierarchie hochstehenden Person begegnen (Firmenchef, berühmte Persönlichkeit etc.)		
10) Mit Leuten, die Sie nicht kennen, eine Unterhaltung beginnen		
11) Unter den Augen anderer Leute schreiben, trinken oder umhergehen		
12) Einen Artikel, der Ihnen nicht zusagt, in den Laden zurückbringen		
13) Mündliche Prüfungen, Eignungstests oder Vorstellungsgespräche absolvieren		
14) Smalltalk mit Nachbarn oder Händlern (»Schönes Wetter heute, nicht wahr?« etc.)		

Wie stark ist Ihre Angst?

Um herauszufinden, wie groß Ihre Angst vor den anderen ist, zählen Sie einfach alle 28 Werte in beiden Spalten zusammen. Sie erhalten so eine Gesamtsumme, die zwischen 0 und 84 liegt.

Ihre Gesamtsumme liegt unter 10:
Sie scheinen vor anderen Leuten nie die geringste Verlegenheit zu verspüren. Sind Sie sich selbst gegenüber wirklich ehrlich? Aber womöglich sind Sie innerhalb der Gattung Mensch ja ein Mutant?!

Ihre Gesamtsumme liegt zwischen 10 und 29:
Von Zeit zu Zeit spüren Sie eine leichte Beklommenheit gegenüber anderen Menschen. Diese Reaktion ist normal, aber sie kann Ihnen manche Ihrer sozialen Kontakte verderben, vor allem, wenn Sie mehrmals die Noten 2 oder 3 eingetragen haben.

Ihre Gesamtsumme liegt zwischen 30 und 50:
Sie scheinen vielfältige Konfrontationen mit den anderen zu befürchten, und offensichtlich leiden Sie darunter. Wie wäre es, wenn Sie für Ihre Probleme mit der Sozialangst eine Lösung suchen würden?

Ihre Gesamtsumme liegt höher als 50:
Sie verspüren bei Ihren Kontakten mit den anderen viel Angst, und das schlägt spürbar auf Ihr gesamtes Leben durch. Es würde Ihnen helfen, wenn Sie darüber mit einem Arzt oder einem Psychologen sprächen.

Wie wirkt sich Ihre Angst aus?

Wenn Sie wirklich Angst vor den anderen haben, das heißt, wenn der errechnete Gesamtwert mindestens 10 beträgt, können Sie jetzt analysieren, in welcher Weise Sie auf diese Angst reagieren.

Bestimmen Sie zunächst Ihren Gesamtwert für »Angst«, indem Sie die vierzehn Noten der ersten Spalte addieren. Diese Summe wird zwischen 0 und 42 liegen.

Errechnen Sie dann den Gesamtwert für das »Vermeiden«, indem Sie die vierzehn Noten der zweiten Spalte zusammenzählen. Auch diese Summe wird zwischen 0 und 42 liegen.

Rechnen Sie nun aus, um wieviel Punkte beide Summen auseinanderliegen.

Ihre Gesamtsumme für »Angst« liegt deutlich unter der Summe für das »Vermeiden« (mehr als 5 Punkte Unterschied):
Ihre Angst vor den anderen treibt Sie dazu, bestimmten Situationen auszuweichen. Das ist durchaus verständlich, aber so schaffen Sie sich keine guten Voraussetzungen, um diese Angst zu verringern. Versuchen Sie, einer größeren Zahl von Situationen die Stirn zu bieten.

Ihre Gesamtsummen für »Angst« und für »Vermeiden« stimmen ziemlich überein (maximal fünf Punkte Differenz):
Selbst wenn Ihnen nicht immer wohl dabei zumute ist, bemühen Sie sich, Kontakte mit anderen Menschen nicht zu umschiffen. Aber aufgepaßt, denn manchmal erlahmen Ihre guten Vorsätze. Das ist schade, denn so riskieren Sie, Ihre Angst gewissermaßen weiter zu nähren.

Ihre Gesamtsumme für »Angst« liegt deutlich über der Gesamtsumme für das »Vermeiden« (mehr als 5 Punkte):
Trotz der Angst, welche Ihnen bestimmte Kontakte mit anderen Menschen einflößen, versuchen Sie oft, der Situation Paroli zu bieten. Bravo, in dieser Richtung müssen Sie weitermachen.

Welche Art von Angst herrscht in Ihnen vor?

Wenn Sie eine wirkliche Angst vor den anderen haben, das heißt, wenn Ihr Gesamtwert mindestens bei 10 liegt, können Sie jetzt auch besser herausfinden, was genau Ihnen im Kontakt mit anderen Menschen Angst bereitet. Schauen Sie auf die Noten, die Sie in der jeweiligen Situation erzielt haben.

Ihre höchsten Werte für Angst oder Vermeiden betreffen vor allem die Situationen 1, 3, 7, 9 und 13:
Sie fürchten am meisten, von den anderen **eingeschätzt zu werden**, das heißt also, ein negatives Urteil über Ihre Person oder das, was Sie gerade getan haben.

Ihre höchsten Werte für Angst oder Vermeiden betreffen vor allem die Situationen 2, 6, 10 und 14:
Ihnen macht es besonders Angst, anderen Menschen **Ihr Innenleben offenzulegen**, also der Gedanke, andere könnten Ihre innersten Gefühle und den Grund Ihrer Persönlichkeit genauer kennenlernen.

Ihre höchsten Werte für Angst oder Vermeiden betreffen vor allem die Situationen 4, 8 und 12:
Ihnen bereitet es die größte Verlegenheit, wenn Sie sich anderen Menschen gegenüber **durchsetzen**, also Ihre Rechte geltend machen und Ihre Meinung vertreten müssen.

Ihre höchsten Werte für Angst oder Vermeiden betreffen vor allem die Situationen 5 und 11:
Besonderes Unbehagen bereitet Ihnen **der Blick der anderen**, das heißt also, wenn man Sie mehr oder weniger aufmerksam beobachtet.

Diagnostische Kriterien für Soziale Phobie

Nach dem »Diagnostischen und statistischen Manual psychischer Störungen« (DSM IV) der Amerikanischen Gesellschaft für Psychiatrie, Washington DC 1994; dt. Ausgabe Göttingen 1996

A) Eine ausgeprägte und anhaltende Angst vor einer oder mehreren sozialen oder Leistungssituationen, in denen die Person mit unbekannten Personen konfrontiert ist oder von anderen Personen beurteilt werden könnte. Der Betroffene befürchtet, ein Verhalten (oder Angstsymptome) zu zeigen, das demütigend oder peinlich sein könnte.

Beachte: Bei Kindern muß gewährleistet sein, daß sie im

Umgang mit bekannten Personen über die altersentsprechende soziale Kompetenz verfügen, und die Angst muß gegenüber Gleichaltrigen und nicht nur in der Interaktion mit Erwachsenen auftreten.

B) Die Konfrontation mit der gefürchteten Situation ruft fast immer eine unmittelbare Angstreaktion hervor, die das Erscheinungsbild einer situationsgebundenen oder einer situationsbegünstigten Panikattacke annehmen kann.

Beachte: Bei Kindern kann sich die Angst durch Weinen, Wutanfälle, Erstarren oder Zurückweichen von sozialen Situationen mit unvertrauten Personen ausdrücken.

C) Die Person erkennt, daß die Angst übertrieben oder unbegründet ist.

Beachte: Bei Kindern darf dieses Kriterium fehlen.

D) Die gefürchteten sozialen oder Leistungssituationen werden vermieden oder nur unter intensiver Angst oder Unwohlsein ertragen.

E) Das Vermeidungsverhalten, die ängstliche Erwartungshaltung oder das starke Unbehagen in den gefürchteten sozialen oder Leistungssituationen beeinträchtigen deutlich die normale Lebensführung der Person, ihre berufliche (oder schulische) Leistung oder soziale Aktivitäten oder Beziehungen, oder die Phobie verursacht erhebliches Leiden.

F) Bei Personen unter 18 Jahren hält die Phobie über mindestens 6 Monate an.

G) Die Angst oder Vermeidung geht nicht auf die direkte körperliche Wirkung einer Substanz (z.B. Droge, Medikament) oder eines medizinischen Krankheitsfaktors zurück und kann nicht besser durch eine andere psychische Störung (z.B. Panikstörung mit oder ohne Agoraphobie, Störung mit Trennungsangst, Körperdysmorphe Störung, Tiefgreifende Entwicklungsstörung oder Schizoide Persönlichkeitsstörung) erklärt werden.

H) Falls ein medizinischer Krankheitsfaktor oder eine andere psychische Störung vorliegen, so stehen diese nicht in Zusammenhang mit der unter Kriterium A beschriebenen Angst, z.B. nicht Angst vor Stottern, Zittern bei Parkinsonscher Erkrankung oder, bei Anorexia Nervosa oder Bulimia Nervosa, ein abnormes Eßverhalten zu zeigen.

Bestimme, ob generalisiert: Wenn die Angst fast alle sozialen Situationen betrifft (ziehe auch die zusätzliche Diagnose einer Vermeidend-Selbstunsicheren Persönlichkeitsstörung in Betracht).

Diagnostische Kriterien für die Vermeidend-Selbstunsichere Persönlichkeitsstörung

Nach dem »Diagnostischen und statistischen Manual psychischer Störungen« (DSM IV) der Amerikanischen Gesellschaft für Psychiatrie, Washington DC 1994; dt. Ausgabe Göttingen 1996

Ein tiefgreifendes Muster von sozialer Gehemmtheit, Insuffizienzgefühlen und Überempfindlichkeit gegenüber negativer Beurteilung. Der Beginn liegt im frühen Erwachsenenalter, und die Störung manifestiert sich in verschiedenen Situationen. Mindestens vier der folgenden Kriterien müssen erfüllt sein:

A) vermeidet aus Angst vor Kritik, Mißbilligung oder Zurückweisung berufliche Aktivitäten, die engere zwischenmenschliche Kontakte mit sich bringen,

B) läßt sich nur widerwillig mit Menschen ein, sofern er/sie sich nicht sicher ist, daß er/sie gemocht wird,

C) zeigt Zurückhaltung in intimeren Beziehungen, aus Angst, beschämt oder lächerlich gemacht zu werden,

D) ist stark davon eingenommen, in sozialen Situationen kritisiert oder abgelehnt zu werden,

E) ist aufgrund von Gefühlen der eigenen Unzulänglichkeit in neuen zwischenmenschlichen Situationen gehemmt,

F) hält sich für gesellschaftlich unbeholfen, persönlich unattraktiv oder anderen gegenüber unterlegen,

G) nimmt außergewöhnlich ungern persönliche Risiken auf sich oder irgendwelche neuen Unternehmungen in Angriff, weil dies sich als beschämend erweisen könnte.

Anmerkungen

1 Zimbardo, P., *Nicht so schüchtern!* München, Landsberg (mvg-Verlag) 8. Aufl. 1994

2 Merinkangas, K. R./Angst, J., Comorbidity and social phobia: evidence from epidemiologic and genetic studies. In: *Abstracts of the VIth Congress of the European College of Neuropsycho-pharmacology*, 1993, 3. S. 188f.

3 Schlenker, B. R./Leary, M. R., Social anxiety and self-presentation: a conceptualization and model. In: *Psychological Bulletin*, 1982, 92. S. 641–669

4 Leitenberg, H. (Hrsg.), *Social and Evaluation Anxiety.* New York (Plenum Press) 1990. S. 1–8

5 IFOP-Umfrage für *Globe,* Dezember 1993

6 Janet, P., *Les Névroses.* Paris (Flammarion) 1909. S. 137

7 Holt, C., und Mitarb., Situational domains of social phobia. In: *Journal of Anxiety Disorders*, 1992, 6. S. 63–77

8 *L'Événement du jeudi*, Nr. 471, 1993, S. 61

9 Boisvert, J.-M./Beaudry, M., *S'affirmer et communiquer.* Montréal (Éditions de l'Homme) 1979

10 Hartenberg, P., *Les timides et la timidité.* Paris (Alcan) 1910

11 André, C./Lelord, F./Légeron, P., *Chers patients. Petit traité de communication à l'usage des médecins.* Paris (Éditions du Quotidien du Médecin) 1997

12 Claretie, J., *Le Journal*, 5. Juli 1899; zitiert nach Hartenberg, *op. cit.*, S. 156

13 Zimbardo, P., *op. cit.*

14 Cheek, J. M./Watson, A. K., The definition of shyness. In: *Journal of Social Behavior and Personality*, 1989, 4. S. 85–95

15 Amies, P. L., und Mitarb., Social phobia: a comparative clinical study. In: *British Journal of Psychiatry*, 1983, 142. S. 174–179

16 Brantigan, C. O., und Mitarb., Effects on beta-blockade and beta-stimulation on stage fright. In: *American Journal of Medecine*, 1982, 72. S. 88–94

17 Vgl. M. Laingui, *Le Concept de phobie sociale.* Mémoire pour l'obtention du CES de psychiatrie. 1991, Université Paris V-René Descartes

18 Janet, P., *op. cit.*
19 Sempé, *Marcellin Caillou.* Paris (Gallimard) 1982; dt. u. d. T. *Carlino Caramel*, Zürich (Diogenes) 1983
20 Hartenberg, P., *op. cit.*
21 *Ebd.*
22 Lôo, P./Lôo, H., *Le Stress permanent.* Paris (Masson) 1995
23 Morris, D., *Der Mensch, mit dem wir leben.* München, Zürich (Droemer Knaur) 1981
24 Hanin, Y. L., State-Trait research on sport in the USSR. In: Spielberger, C. D./Diaz- Guerrero, C. (Hrsg.): *Cross-Cultural Anxiety.* Band 3. Washington DC (Hemisphere Publishing) 1986. S. 45–64
25 Taylor, J., Predicting athletic performance with self-confidence and somatic and cognitive anxiety as a function of motor and physiological requirements in six sports. In: *Journal of Personality*, 1987, 55. S. 139 bis 153
26 *Télérama*, Nr. 2351 (Februar 1995). S. 22
27 Corraze, J., *Les Communications non verbales.* Paris (PUF) 1980
28 *Le Nouvel Observateur*, Juli 1983
29 Dantzer, R., *L'Illusion psychosomatique.* Paris (Odile Jacob) 1989. S. 170
30 Laborit, H., *L'Inhibition de l'action.* Paris (Masson) 1981
31 Leitenberg, H., *op. cit.*, S. 63
32 Stopa, L./Clark, D., Cognitive Process in Social Phobia. In: *Behaviour Research and Therapy*, 1993, 31. S. 267–295
33 Pardoen, D., und Mitarb., Self-esteem in recovered bipolar and unipolar outpatients. In: *British Journal of Psychiatry*, 1993. S. 755–762
34 Fleming, J./Courtney, B., The dimensionality of self-esteem. In: *Journal of Personality and Social Psychology*, 1984, 46. S. 404–421
35 Elliott, G., Dimension of self-concept. In: *Journal of Youth and Adolescence*, 1984, 13. S. 285–307
36 Rivière, B., und Mitarb., Approche cognitive de l'anticipation dans les dépressions. In: *L'Encéphale*, 1991, 17. S. 449–456
37 Sutter, J., *L'Anticipation*, Paris (PUF) 1990 (durchgesehene und korrigierte Neuauflage)
38 Beck, A. T./Emery, G., *Anxiety Disorders and Phobias.* New York (Basic Books) 1985
39 Smith, R. E./Smoll, F. L., Sport performance anxiety. In: Leitenberg, *op. cit.*, S. 417–454
40 Mac Croskey, J. C./Beatty, M. J., Oral communication apprehension. In: Jones, W./Cheek, J./Briggs, S. (Hrsg.), *Shyness: Perspectives on Research and Treatment.* New York (Plenum Press) 1986. S. 279–293
41 Barbot, P., *Télérama* vom 17. August 1994
42 James, I. M., Aspects pratiques concernant l'utilisation des bêta-bloquants dans les états d'anxiété: l'anxiété de situation. In: *Psychologie médicale*, 1984, 16. S. 2555–2564
43 Levin, A. P., und Mitarb., Responses of generalized and discrete social phobics during public speaking. In: *Journal of Anxiety Disorders*, 1993, 7. S. 207–221

44 *Le Nouvel Observateur*, Juli 1983
45 Bruce, T. J./Barlow, D. H., The nature and role of performance anxiety in sexual dysfonction. In: Leitenberg, *op. cit.*, S. 357–384
46 Zimbardo, P., *op. cit.*
47 Pilkonis, P. A., The behavioral consequences of shyness. In: *Journal of Personality*, 1977, 45. S. 596–611
48 *L'Événement du jeudi*, Nr. 471, 1993, S. 61
49 Stevenson-Hinde, J./Hinde, R. A., Changes in association between characteristics and interactions. In: Plomin, R./Dunn, J. (Hrsg.), *The Study of Temperament: Changes, Continuities and Challenges*. Hillsdale/N.-J. (Erlbaum) 1986. S. 115–129
50 Amiel, Henri-Frédéric, *Journal intime*. Genf (Georg et Cie) 1897. Band 1, S. 152; dt. in Auszügen: *Intimes Tagebuch*. München (Matthes und Seitz) 1986
51 Sarcey, F., *Revue bleue* vom 20. Juli 1895
52 Pilkonis, P. A., und Mitarb., Social anxiety and psychiatric diagnosis. In: *Journal of Nervous and Mental Diseases*, 1980, 168. S. 13–18
53 Caspi, A., und Mitarb., Moving away from the world: life course patterns of shy children. In: *Developmental Psychology*, 1988, 24. S. 824 bis 831
54 *Top Santé*, Nr. 53, Februar 1995
55 Jones, W. A., und Mitarb., Loneliness and social anxiety. In: Leitenberg, *op. cit.*, S. 247–266
56 IFOP-Umfrage für *Top Santé*, April 1992
57 Leitenberg, *op. cit.*
58 Kagan, J., Temperamental contributions to social behavior. In: *American Psychologist*, 1989, 44, 4. S. 668
59 Turner, S. M., und Mitarb., Psychopathology of social phobia and comparison to avoident personality disorder. In: *Journal of Abnormal Psychology*, 1986, 95. S. 389–394
60 Herbert, J., und Mitarb., Validity of the distinction between generalized social phobia and avoidant personality disorder. In: *Journal of Abnormal Psychology*, 1992, 101. S. 332–339
61 Jansen, M., und Mitarb., Personality disorders and features in social phobia and panic disorder. In: *Journal of Abnormal Psychology*, 1994, 103. S. 391–395
62 Zarifian, E., *Gärtner der Seele*. München (dtv) 1996
63 Schneier, F. R., und Mitarb., Social phobia: comorbidity and morbidity in an epidemiologic sample. In: *Archives of General Psychiatry*, 1992, 49. S. 282–288
64 Lépine, J.-P., Aspects épidémiologiques actuels des phobies sociales. In: *Journal de thérapie comportementale et cognitive*, 1994, 4, 4. S. 105–107
65 Kessler, R. C., und Mitarb., Lifetime and 12-month prevalence of DSM-III-R psychiatric disorders in the United States. In: *Archives of General Psychiatry*, 1994, 51. S. 8–19
66 André, C./Légeron, P., La Phobie sociale: approche clinique et thérapeutique. In: *L'Encéphale*, 1995, 21, 1. S. 1–13

67 Amies, P. L., und Mitarb., *op. cit.*
68 Schneier, F. R., *op. cit.*
69 Van Ameringen, M., und Mitarb., Relationship of social phobia with other psychiatric illness. In: *Journal of Affective Disorders*, 1991, 21. S. 93 bis 99
70 Scholing, A., Emmelkamp, P., Social Phobia: nature and treatment. In: Leitenberg, *op. cit.*, S. 269–324
71 Lewinsohn, P., *The Behavioural Study of the Treatment of Depression*. 1975
72 Légeron, P./André, C., Thérapies comportementales and cognitives de la dépression. In: Olié, J.-P./Poirier, M.-F./Lôo, H. (Hrsg.), *Les Maladies dépressives*. Paris (Flammarion) 1995. S. 424–433
73 André, C., Une dépression qui n'en finit pas. In: *Abstract Neuro-Psy*, 1995, Nr. 130
74 Beck, A. T./Emery, G., *op. cit.*
75 Mark Aurel, *Selbstbetrachtungen*. Augsburg (Bechtermünz) 1997
76 Lazarus, R./Falkman, S., *Stress, Appraisal and Coping*. New York (Springer) 1984
77 Watzlawick, P., *Anleitung zum Unglücklichsein*. München, Zürich (Piper) 17. Aufl. 1998. S. 43
78 Beck, A. T., *Wahrnehmung der Wirklichkeit und Neurose: kognitive Therapie emotionaler Störungen*. München (Pfeiffer) 1979
79 Ellis, A., *Die rational-emotive Therapie*. München (Pfeiffer) 5. Aufl. 1993
80 Piaget, J., *Six études de psychologie*. Genf (Gonthier) 1964; vgl. auch Piaget, J., *Gesammelte Werke*. Stuttgart (Klett-Cotta) 1989 ff.
81 Schlenker, B. R./Leary, M. R., Social anxiety and self-presentation: a conceptualisation and model. In: *Psychological Bulletin*, 1982, 92. S. 641 bis 669
82 Stopa, L./Clark, D. M., *op. cit.*
83 Dugas, *La Timidité*. Paris (Alcan) 1898. S. 17
84 Cheek, J./Melchior, L., Shyness, Self-Esteem and Self-Consciousness. In: Leitenberg, *op. cit.*, S. 47–82
85 Tancer, M., Neurobiology of social phobia. In: *Journal of Clinical Psychiatry*, 1993, 54, 12. S. 26–30
86 Poth, N., und Mitarb., Levels of urinary free corticol in social phobia. In: *Journal of Clinical Psychiatry*, 1993, 54, 12. S. 41 f.
87 Davidson, J., und Mitarb., Magnetic resonance imaging in social phobia. In: *Journal of Clinical Psychiatry*, 1993, 54, 12. S. 19–25
88 Kagan, J., Temperamental contributions to social behavior. In: *American Psychologist*, 1989, 44. S. 668–674
89 *L'Événement du jeudi*, 1993, Nr. 471
90 Kagan, J./Snidman, N., Temperamental factors in human development. In: *American Psychologist*, 1991, 46. S. 856–862
91 Suomi, S. J., Genetic and maternal contributions to individual differences in rhesus monkey behavioral development. In: Krasnegor, S. A./Blass, E. M./Hofer, M. A. (Hrsg.), *Perinatal Development: A Psychological Perspective*. New York (NY Academic Press) 1987. S. 397–419

92 Kendler, K. S., und Mitarb., The genetic epidemiology of phobias in women. In: *Archives of General Psychiatry*, 1992, 49. S. 273–281
93 Seligman, M. E. P., Phobias and preparedness. In: *Behavior Therapy*, 1971, 2. S. 307–320
94 Trower, P., und Mitarb., Social anxiety, evolution and self-presentation: an interdisciplinary perspective. In: Leitenberg, H. (Hrsg.), *Social and Evaluation Anxiety*. New York (Plenum Press) 1990
95 Kagan, J./Snidman, N., *op. cit.*
96 Garcia, C., und Mitarb., Behavioral inhibition in young children. In: *Child Development*, 1984, 55. S. 1005–1019
97 Kerr, M., und Mitarb., Stability of inhibition in a swedish longitudinal sample. In: *Child Development*, 1994, 65. S. 138–146
98 Rosenbaum, J. F., und Mitarb., Behavioral inhibition in childhood: a risk factor for anxiety disorders. In: *Harvard Review of Psychiatry*, 1993, 1. S. 2–16
99 Myers, J. K., und Mitarb., Six month prevalence of psychiatric disorders in three communities. In: *Archives of General Psychiatry*, 1984, 41, 10. S. 959–967
100 Gough, H. G./Thorne, A., Positive, negative and balanced shyness: self-definitions and reactions of others. In: Jones, W./Cheek, J./Briggs, S., *op. cit.*, S. 202–225
101 Kerr, M., *op. cit.*, S. 138–146
102 Friedman, P. G., *Shyness and reticence in students.* Washington DC (National Education Association) 1980
103 Fyer, A. J., und Mitarb., A direct interview family study of social phobia. In: *Archives of General Psychiatry*, 1993, 50. S. 286–293
104 Rosenbaum, J. F., und Mitarb., Behavioral inhibition in children: a possible precursor to panic disorder or social phobia. In: *Journal of Clinical Psychiatry*, 1991, 52, 11. S. 5–9
105 Zimbardo, P., *op. cit.*
106 Kleinknecht, R., und Mitarb., Cultural Variation in social Anxiety and Phobia: A Study of Taijin Kyofusho. In: *The Behavior Therapist*, 1994, 17. S. 175–178
107 Ota und Mitarb., La phobie sociale: quelques remarques cliniques japonaises et occidentales. In: *Annales de Psychiatrie*, 1989, 4. S. 222 bis 224
108 Lee, S., *Social Phobia in Korea*. Seoul (The East Asian Academy of Cultural Psychiatry) 1987
109 Kagan, J., und Mitarb., *Infancy: Its Place in Human Development*. Cambridge (Harvard University Press) 1978
110 Chan, D. W., Components of assertiveness: their relationships with assertive rights and depressed mood among chinese collegue students in Hong-Kong. In: *Behavior Research and Therapy*, 1993, 31. S. 529–538
111 De Saint-Mars, D./Bloch, S., *Max est timide*. Paris (Calligram) 1992
112 Zarifian, E., *Des paradis plein la tête*. Paris (Odile Jacob) 1994; Neuauflage in der »Collection Opus«, 1998

113 Granville-Grossman, K. L./Turner, P., The effect of propanolol on anxiety. In: *Lancet*, 1966, 1. S. 788–790
114 Laverdure, B., und Mitarb., Médications bêta-bloquantes et anxiété. In: *L'Encéphale*, 1991, 17. S. 481–492
115 James, I. M., und Mitarb., The effect of oxprenolol on stage fright in musicians. In: *Lancet*, 1977, 2. S. 952–954
116 Brantigan, C. O., und Mitarb., *op. cit.*
117 Krishnan, G., Oxprenolol in the treatment of examination stress. In: *Current Medical Research and Opinion*, 1976, 4. S. 421
118 Hartley, L. R., und Mitarb., The effects of beta-adrenergics blocking drugs on speaker's performance and memory. In: *British Journal of Psychiatry*, 1983, 142. S. 512–517
119 Liebowitz, M. R., Pharmacotherapy of social phobia. In: *Journal of Clinical Psychiatry*, 1993, 54. S. 31–35
120 James, I. M., Aspects pratiques concernant l'utilisation des bêta-bloquants dans les états d'anxiété: l'anxiété de situation. In: *Psychologie médicale*, 1984, 16. S. 2555–2564
121 Fishbein, M., und Mitarb., Medical problems among ICSOM musicians: overview of a national survey. In: *Medical Problems of Performing Artists*, 1988, 3. S. 1–8
122 Gossard, D., und Mitarb., Use of beta-blocking agents to reduce the stress of presentation at an international cardiology meeting: results of a survey. In: *American Journal of Cardiology*, 1984, 54. S. 240f.
123 Cottraux, J., *Les thérapies comportementales et cognitives*. Paris (Masson) 1990
124 Bruce, T., Effects of alprazolam, propanolol, and placebo on extinction and its transfer in a socially phobic individual. Bericht auf der 27. Jahrestagung des AABT, Atlanta 1993
125 Laingui, M./Légeron, P., Chimiothérapies et abords cognitivo-comportementaux des phobies sociales. In: *Synapse*, 1993, 99. S. 70–79
126 Liebowitz, M. R., und Mitarb., Social phobia: review of a neglected anxiety disorder. In: *Archives of General Psychiatry*, 1985, 42. S. 729 bis 736
127 *Ebd.*
128 André, C./Légeron, P., Thérapies cognitives de l'anxiété sociale et de la phobie sociale. In: *Psychologie française*, 1993, 38, 3/4. S. 231–240
129 Légeron, P., Thérapie comportementale de l'anxiété. In: Pichot, P. (Hrsg.), *L'Anxiété*. Paris (Masson) 1987
130 Marks, I., *Traitement et prise en charge des malades névrotiques*. Chicoutimi (Gaëtan Morin) 1985. S. 262–264
131 Van Rillaer, J., *La Gestion de soi*. Liège (Mardaga) 1992
132 Hope, D. A./Heimberg, R. H., Social phobia and social anxiety. In: Barlow, D., *op. cit.*
133 Hope, D. A., Exposure and social phobia: assessment and treatment considerations. In: *Behavior Therapist*, 1993, 16. S. 7–12
134 Liberman, R. P., *Personal Effectiveness*. Champaign (Illinois Research Press) 1975

135 Légeron, P., L'entraînement à l'affirmation de soi. In: *Cahiers médicaux*, 1981, 6, 22. S. 1433–1436
136 Lelord, F., *Les Contes d'un psychiatre ordinaire*. Paris (Odile Jacob) 1993. S. 248–251
137 Fanget, F./Chambon, O., Groupes d'affirmation de soi: méthodologie. In: *Journal de thérapie comportementale et cognitive*, 1994, 4, 4. S. 116–126
138 Guérin, J., und Mitarb., L'affirmation de soi en groupe dans les phobies sociales et les troubles de la personnalité. In: *Journal de thérapie comportementale et cognitive*, 1994, 4, 4. S. 108–115
139 André, C., *Les Thérapies cognitives*. Paris (Bernet-Danilo) 1995
140 Cottraux, J., *Les Thérapies cognitives*. Paris (Retz) 1992
141 Mirabel-Sarron, C./Rivière, B., *Précis de thérapie cognitive*. Paris (Dunod) 1993
142 Scholing, A./Emmelkamp, P., Cognitive and behavioural treatment of fear of blushing, sweating or trembling. In: *Behaviour Research and Therapy*, 1993, 31. S. 155–170
143 Heimberg, R. G., Specific issues in the cognitive-behavioral treatment of social phobia. In: *Journal of Clinical Psychiatry*, 1993, 54. S. 36–45
144 Newman, M. G., und Mitarb., Does behavioral treatment of social phobia lead to cognitive change? In: *Behavior Therapy*, 1994, 3. S. 503 bis 517
145 Ross, J., Social Phobia: The Consumer's Perspective. In: *Journal of Clinical Psychiatry*, 1993, 54, 12. S. 5–9
146 Guelfi, J.-D., La mesure de la qualité de vie. In: *Annales médico-psychologiques*, 1992, 150. S. 671–677
147 Davidson, J., und Mitarb., The Boundary of Social Phobia: Exploring the Threshold. In: *Archives of General Psychiatry*, 1994, 54. S. 975–983
148 Barlow, D. H., *Anxiety and it's Disorders: The Nature and Treatment of Anxiety and Panic*. New York (The Guilford Press) 1988
149 Marshall, J., Social Phobia: an Overview of Treatment Strategies. In: *Journal of Clinical Psychiatry*, 1993, 54, 4. S. 165–171
150 World Health Organisation, *Treatment of Mental Disorders: a review of effectiveness*. Washington DC (American Psychiatric Press) 1993
151 Gould, R., und Mitarb., The Use of Bibliotherapy in the Treatment of Panic. In: *Behavior Therapy*, 1993, 24. S. 241–252
152 Marks, I., Vers des standards européens communs mesurant le rapport coût-bénéfice des traitements comportementaux et des autres traitements de routine en santé mentale. In: *Journal de Thérapie Comportementale et Cognitive*, 1994, 4, 1. S. 3–5
153 Post, F., Creativity and Psychopathology: a Study of 291 world-famous Men. In: *British Journal of Psychiatry*, 1994, 165. S. 22–34
154 Erickson, M., *Meine Stimme begleitet Sie überallhin*. Stuttgart (Klett-Cotta) 6. Aufl. 1995
155 Haley, J., *Tacticiens du pouvoir*. Paris (ESF) 1987

Inhalt

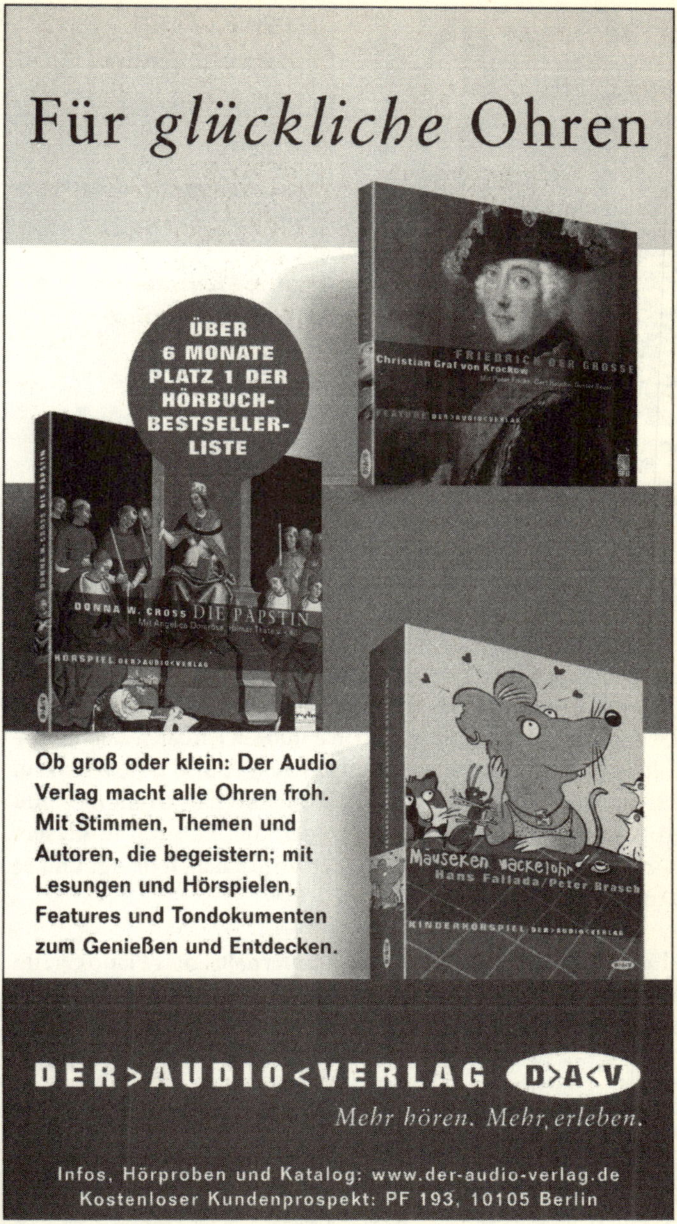
Für glückliche Ohren
ÜBER 6 MONATE PLATZ 1 DER HÖRBUCH-BESTSELLER-LISTE
FRIEDRICH DER GROSSE
Christian Graf von Krockow
DONNA W. CROSS DIE PÄPSTIN
HÖRSPIEL DER>AUDIO<VERLAG
Mäuseken Wackelohr
Hans Fallada/Peter Brasch
KINDERHÖRSPIEL DER>AUDIO<VERLAG
Ob groß oder klein: Der Audio Verlag macht alle Ohren froh. Mit Stimmen, Themen und Autoren, die begeistern; mit Lesungen und Hörspielen, Features und Tondokumenten zum Genießen und Entdecken.
DER>AUDIO<VERLAG D>A<V
Mehr hören. Mehr erleben.
Infos, Hörproben und Katalog: www.der-audio-verlag.de
Kostenloser Kundenprospekt: PF 193, 10105 Berlin

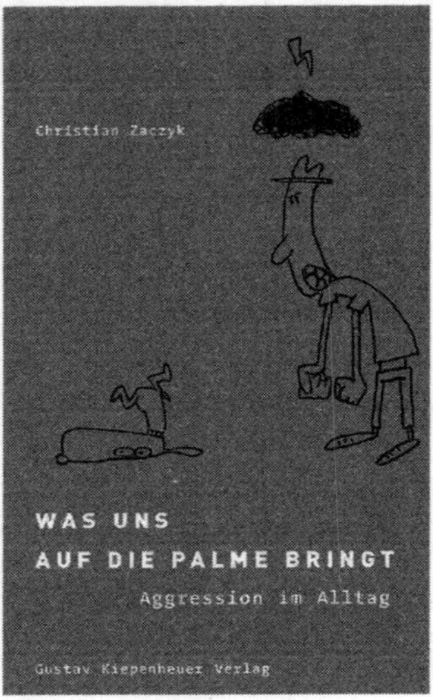

Christian Zaczyk

Was uns
auf die Palme bringt

Aggression im Alltag

Aus dem Französischen
von Thomas Höpel
und Ralf Pannowitsch

240 Seiten, Gebunden
ISBN 3-378-01048-7

»Das Thema hat es in sich: Wie kommt man mit eigenen Aggressionen klar? Wie beherrscht man sie? Zunächst einmal muß man sie ans Tageslicht holen, erklärt Christian Zaczyk in seinem spannenden Buch.«

Elle

Er erläutert, was Aggressivität ist und wie man eigene Aggressionen zu kontrollieren lernt. Anhand von Beispielen präsentiert er Theorien zur Aggressivität, macht auf deren latente Äußerungen im täglichen Leben aufmerksam und zeigt die Zusammenhänge von Aggression, Streß und beispielsweise Fernsehgewohnheiten.

»Originell an diesem Buch ist, daß es Techniken vorstellt, die beim Entschärfen von Aggressivität wirklich praktikabel sind. Nach der Lektüre fühlt man sich weniger hilflos angesichts möglicher Attacken, aber auch der eigenen innerlichen Gewalt gegenüber.«

Psychologisches Magazin

Gustav Kiepenheuer
VERLAG

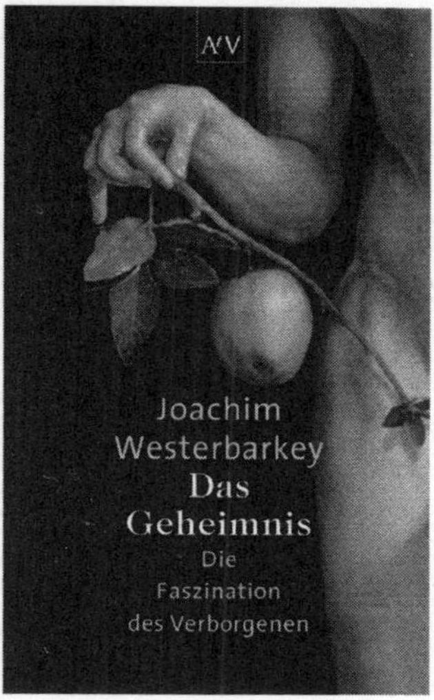

Joachim Westerbarkey

Das Geheimnis

Die Faszination des Verborgenen

239 Seiten
Band 1657
ISBN 3-7466-1657-3

Ein wunderschöner Garten, paradiesische Zustände, nur die Früchte eines einzigen Baumes sind tabu. Doch das Geheimnis des verbotenen Baums zog Adam und Eva magisch an. Schließlich erlagen sie der Versuchung und aßen von den Früchten. Die Erkenntnis war ernüchternd, aber die Faszination, die von Geheimnissen ausgeht, ist bis heute geblieben. Wir finden sie in den Mythen aller Völker, in den Weltreligionen, in Geheimsprachen und Geheimabkommen.

In seinem Buch spürt Westerbarkey dem Verborgenen von der Frühzeit bis in die moderne Gesellschaft nach und zeigt uns, daß Geheimnisse lebensnotwendig sind, im privaten wie im öffentlichen Leben.

AtV
Aufbau Taschenbuch Verlag

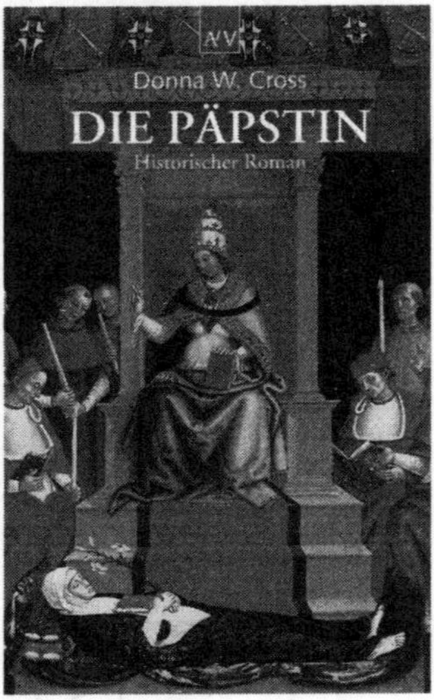

Donna W. Cross

Die Päpstin

Roman

Aus dem Amerikanischen
von Wolfgang Neuhaus

566 Seiten
Band 1400
ISBN 3-7466-1400-7

Johanna, ein junges Mädchen mit überragenden Geistesgaben, wächst im Frankenreich des 9. Jahrhunderts heran. Als Tochter eines strenggläubigen Vaters und einer heidnischen Mutter gelingt ihr, was allen Mädchen im Mittelalter verwehrt blieb: Sie erhält eine fundierte heilkundliche und philosophische Ausbildung. Doch Johanna weiß, daß ihr als Frau die letzten Tore der Weisheit verschlossen bleiben, ja daß sie kaum überleben wird. Als Mönch verkleidet, tritt sie zunächst ins Kloster Fulda ein und macht sich Jahre später auf den Weg nach Rom. Dort gelangt sie als Leibarzt des Papstes innerhalb kurzer Zeit zu großer Berühmtheit. Und schließlich ist sie es selbst, die die Geschicke der katholischen Kirche leitet: Als Papst Johannes Anglicus besteigt sie den päpstlichen Thron.

AtV

Aufbau Taschenbuch Verlag

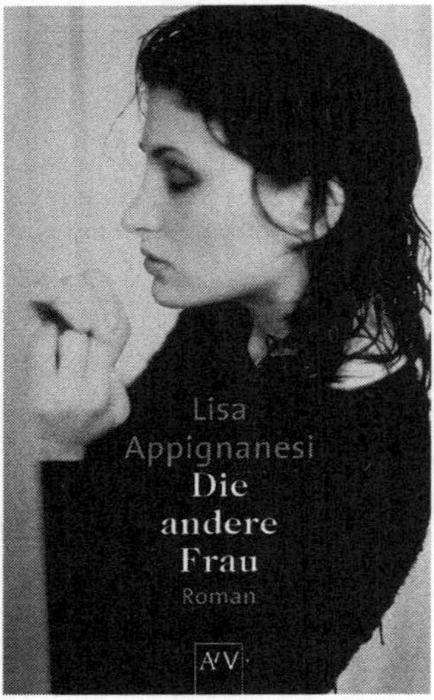

Lisa Appignanesi

Die andere Frau

Roman

Aus dem Englischen
von Wolfgang Thon

444 Seiten
Band 1664
ISBN 3-7466-1664-6

Maria d'Este ist eine klassische Femme fatale. Die Männer umschwärmen sie, sobald sie nur einen Raum betritt – und den anderen Frauen erscheint sie unweigerlich als Rivalin. Als Maria aus New York nach Paris zurückkehrt, beschließt sie, daß die Zeit ihrer Affären vorbei ist. Sie will endlich eine »gute« Frau werden. In Paris beginnt sie für eine Kanzlei zu arbeiten und recherchiert Mordfälle, an denen Frauen beteiligt waren. Morden Frauen anders? Maria trifft auch ihre Schulfreundin Beatrice wieder, die Kinder hat und eine scheinbar brave Hausfrau geworden ist. Und dann begegnet sie dem Mann, bei dem sie all ihre guten Vorsätze vergißt. Zum ersten Mal lernt Maria die wahren Abgründe der Liebe kennen.

Lisa Appignanesi, die mit ihrem Roman »In der Stille des Winters« für Aufsehen sorgte, hat ein besonderes Buch über die Liebe und die Macht der Frauen geschrieben.

AtV
Aufbau Taschenbuch Verlag

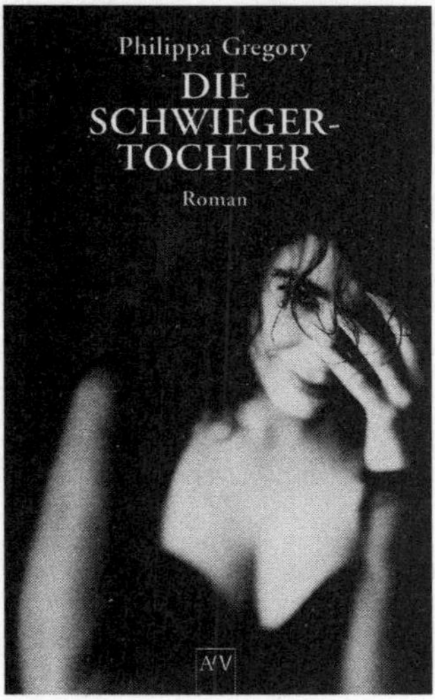

Philippa Gregory
Die Schwiegertochter
Roman

Aus dem Englischen
von Ulrike Seeberger

400 Seiten
Band 1649
ISBN 3-7466-1649-2

Elizabeth ist die perfekte Schwiegermutter. Nur leider hat ihr Sohn Patrick mit Ruth nicht die perfekte Schwiegertochter geheiratet. Was bleibt Elizabeth da weiter, als sich selbst um Patricks Wohlergehen zu kümmern, vor allem aber um das ihres kleinen Enkels Thomas. Für Ruth wird ihre tatkräftige, mehr als gutgemeinte Fürsorge bald zum Alptraum und schließlich zur offenen Bedrohung. Sie muß alle Kräfte aufbieten, um wieder zu sich selbst und zu ihrem Mann und Sohn zu finden.

»Ein Gänsehaut machendes Psychodrama.«

Journal für die Frau

AtV
Aufbau Taschenbuch Verlag

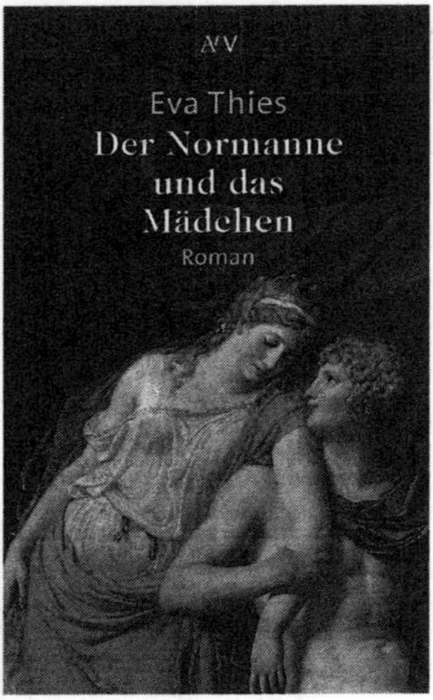

Eva Thies

Der Normanne und das Mädchen

Roman

Originalausgabe

544 Seiten
Band 1702
ISBN 3-7466-1702-2

Anna Phokaina ist noch ein Kind, als sie dem jungen Boemund von Tarent zum ersten Mal begegnet. Jahre später stehen die leidenschaftlich Liebenden sich als Feinde gegenüber, die byzantinische Prinzessin und der sagenumwobene normannische Feldherr, der aufgebrochen ist, ihre Heimat zu erobern. Eine Geschichte über Liebe und Haß, Stolz und Verrat, Machtgier und Entsagung vor dem Hintergrund des goldglänzenden Byzanz und der blutigen Schlachten des ersten Kreuzzugs im 12. Jahrhundert.

AtV
Aufbau Taschenbuch Verlag

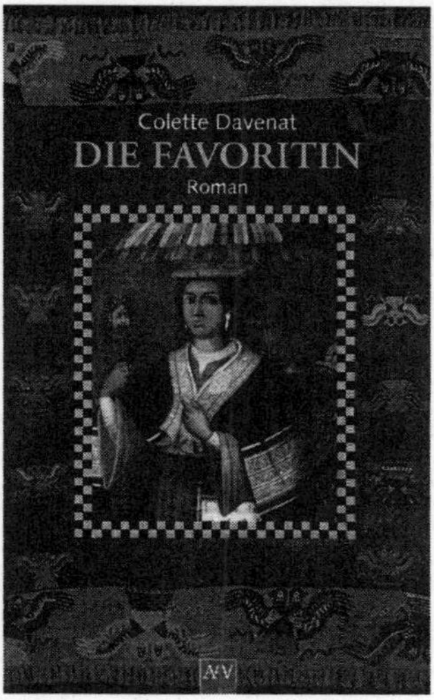

Colette Davenat

Die Favoritin

Roman

Aus dem Französischen
von Christel Gersch

379 Seiten
Band 1558
ISBN 3-7466-1558-5

Asarpay, junge Geliebte der letzten Inkakönige, wird Zeugin des dramatischen Untergangs ihres Volkes im Kampf gegen die spanische Krone. Als sie, lange danach, aus tiefem Haß wie aus uneingestandener Leidenschaft die Gemahlin eines der Konquistadoren wird, naht der Augenblick ihrer Vergeltung. Basierend auf zeitgenössischen Quellen, erzählt Davenat die Geschichte einer schönen, rebellischen Frau, die sich, nachdem sie Furchtbares erlitten hat, die Begierden der Männer für ihre tödliche Rache zunutze macht.

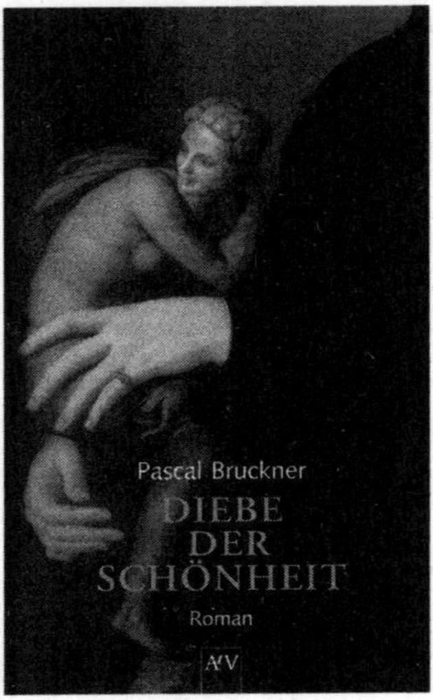

Pascal Bruckner

Diebe der Schönheit

Roman

Aus dem Französischen
von Michael Kleeberg

320 Seiten
Band 1598
ISBN 3-7466-1598-4

Benjamin und seine schöne junge Geliebte Hélène, auf der Rückfahrt von einem Skiurlaub in der Schweiz, suchen während eines Schneesturms Schutz in einem einsamen Chalet an der französischen Grenze. Sein Besitzer Jérôme Steiner empfängt sie mit großer Zuvorkommenheit, aber bald begreifen die beiden, daß die Gastfreundschaft des alten Beaus trügerisch ist und sie in Wirklichkeit seine Gefangenen in dieser verschneiten Einöde sind. Und als Benjamin während einer vermeintlichen Abwesenheit der Besitzer die verschlossenen Kellergewölbe besichtigt, macht er eine grausige Entdeckung.

AtV

Aufbau Taschenbuch Verlag

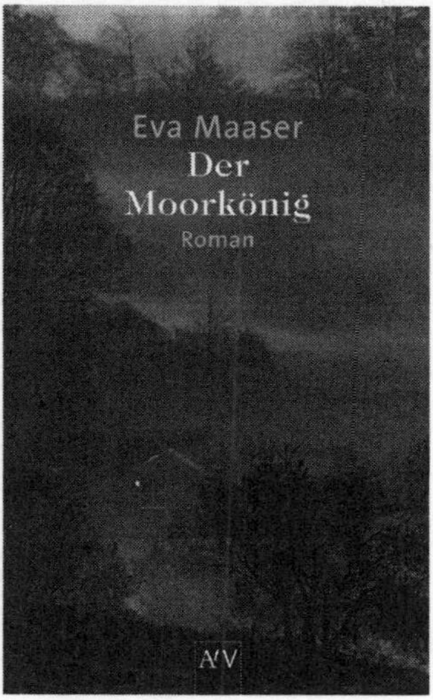

Eva Maaser

Der Moorkönig

Roman

304 Seiten
Band 1667
ISBN 3-7466-1667-0

In einer Sturmnacht des Jahres 1803 wird auf einem westfälischen Bauernhof unter merkwürdigen Umständen ein Kind geboren, vor dem sich alle bald ein wenig grausen. Doch keiner ahnt, daß der Junge mit der Gabe der Hellseherei geschlagen ist. Nur im unergründlichen Moor mit seinen Spukgestalten fühlt er sich wohl, so daß ihn der eigene Bruder halb bewundernd, halb geängstigt den »Moorkönig« nennt. – Ein spannender, anrührender historischer Roman über einen Jungen, der in die Zukunft sehen kann.

»*Der Moorkönig* ist das gelungene Debüt einer Autorin, von der man hoffentlich noch manches ähnlich spannende Buch lesen wird.«

NDR

AtV
Aufbau Taschenbuch Verlag